第2版刊行にあたって

横倉義武 日本医師会　会長

　近年、認知症に関する情報は、広く様々な場面で見受けられるようになりました。社会における認知症への理解が深まり、認知症の方が地域において共生していくことができる社会の実現のため、国民一人ひとりが「我が事」として認知症に対する意識を高めることが必要です。

　2025 年には、認知症の方は約 700 万人前後、65 歳以上の高齢者に対する割合は、現状の約7 人に 1 人から約 5 人に 1 人に上昇する見込みとも言われるなか、わが国では国を挙げて認知症施策が進められてきました。2015（平成 27）年に公表された、「認知症施策推進総合戦略〜認知症高齢者等にやさしい地域づくりに向けて〜（新オレンジプラン）」等、国の政策の要となっており、必要に応じて見直しが行われています。

　そして、昨年（令和元年）6 月、新たに国として「認知症施策推進大綱」が策定されました。今般の大綱においては、「共生」と「予防」を車の両輪として認知症施策を推進していくこととされ、新たに示された 5 つの柱については、認知症の人の視点に立って、認知症の人やその家族の意見を踏まえて推進することを基本としています。

　日本医師会においては、認知症対策としてこれまで、平成 27 年 5 月に「かかりつけ医のための認知症マニュアル」を発刊しており、多くのかかりつけ医の先生方に手に取っていただいておりますが、今般、わが国を取り巻く認知症施策の移り変わりへ対応するため、日本医師会といたしましても、第 2 版を刊行させていただくに至りました。初版発刊より 5 年が経過し、2017（平成 29）年 3 月には認知症高齢者の運転免許に関する道路交通法の改正、2018（平成 30）年 4月には診療報酬・介護報酬の同時改定が行われております。かかりつけ医は、日常診療で認知症の方を診察したり、認知症に関してご本人・ご家族の方から相談を受けますが、その際に直面する様々な場面へ対応していくためには、かかりつけ医としての情報を更新していくことは大変重要です。第 2 版では、日常診療における診断や治療、認知症の患者の方への対応の際に新たに知っておいていただきたい点等を記載しておりますので、認知症への理解を深める際にご活用いただけましたら幸いです。

　また、第 2 版作成にあたり、認知症に関して見識の高い先生方へご執筆をお願いいたしました。高度化が進む診断技術および治療や認知症予防、認知症の方に優しい地域づくり等、かかりつけ医が認知症の患者の方の日常診療の際に参考となるポイントを、わかりやすくまとめていただいております。認知症への早期対応や予防をはじめ、認知症の方が地域と共生していくことができる医療・介護提供体制構築のため、ご尽力いただきたく存じます。

　あらためまして、第 2 版の刊行にあたり、ご執筆いただいた先生方をはじめとして、関係者の皆様に深く感謝申し上げます。

　　令和 2 年 3 月

はじめに

江澤和彦 日本医師会　常任理事

　我が国の認知症者数は、2012年に約462万人でしたが、2025年には約730万人に増加し、認知症の有病率は、高齢者の5人に1人となると推計されています。さらに、2040年に高齢者の4人に1人、2060年には高齢者の3人に1人が認知症を発症すると予測されています。現状においても、85歳から90歳以上の高齢世代では、認知症の方が過半数を占めており、認知症を前提とした社会の構築が不可欠となっています。

　2019年4月に、認知症に係る諸問題への対応が社会全体で求められているという共通認識の下、行政のみならず民間組織の経済団体、医療・福祉団体、自治体、学会等が連携し、取り組みを推進することを目指すために「日本認知症官民協議会」が設立されました。約100団体が参加し、オールジャパンで認知症にやさしい地域づくりを目指しており、日本医師会も参加協力しています。

　2019年6月には、国により「認知症施策推進大綱」が取りまとめられ、「共生」と「予防」を車の両輪として施策を推進することが示されました。「共生」は、認知症があっても誰もが生き生きと自分らしく暮らせる社会の構築を目指します。「予防」は、発症予防ではなく、発症する年齢を10年間で1歳遅らせることを意味しています。2025年の認知症対応力向上研修受講者数の目標も上方修正され、かかりつけ医9万人、認知症サポート医1.6万人と掲げられていますが、現在の受講者数は、かかりつけ医が約6万人に達し、認知症サポート医は1万人を超えており、認知症に理解のある医師は着実に増えています。

　今では、認知症は、高血圧症・脂質異常症・糖尿病と並んで、一般かかりつけ医が専門医との連携の下、日常的な医学管理を行う疾患と位置付けられています。認知症が他の生活習慣病と異なる点は、効果的な治療薬がない反面、良質なケアや環境づくりによって、生活の質の向上が出来ることです。BPSDの対応も非薬物療法を原則としており、その原因となる本人の不安や葛藤を取り除くために、本人の生活史、周囲のかかわり方や落ち着く環境、日常生活での役割等の視点からアプローチすることにより、改善が可能です。本人の心が安定し落ち着いた穏やかな時間を出来る限り保つケアの提供が重要となります。

　認知症の本人は、時には自殺したくなる程の不安に駆られ、最も辛い状況にあることを踏まえ、何事も否定することなく、想いやりある受容と共感の姿勢で接し、何よりも本人の尊厳を保持することを忘れてはなりません。誰しも普通の暮らしをしていたお元気な頃があり、仕事に精を出したり、家族との団らんを過ごしたりされていたはずです。かかりつけ医が、そこに想いを馳せながら寄り添い、心が通じ合うことで住み慣れた地域での生活が実現します。お一人おひとりの人生最期までの「尊厳の保障」、これこそがかかりつけ医の使命であり、本書が少しでもお役に立てれば幸いに存じます。

　　令和2年3月

第1章 認知症施策の現状について

厚生労働省老健局総務課認知症施策推進室

　平成30年版の高齢社会白書によれば、わが国の高齢化率は世界でもっとも高い水準となっています。

　加齢は認知症の危険因子のひとつであり、高齢化率の上昇に伴って認知症高齢者の数は増えると考えられています。

　わが国の認知症有病率に関する報告によれば、認知症高齢者の数は、2012（平成24）年時点で約462万人、いわゆる団塊の世代が75歳以上となる2025（令和7）年には、その数は約700万人にもなると推計されています[1),2)]。

　高齢者人口に占める認知症の人の数は、年々上昇し、2025（令和7）年には、現状の約7人に1人から5人に1人に上昇すると見込まれています。

　このようなわが国の社会においては、認知症の人を単に支えられる側と考えるのではなく、認知症の人と寄り添いながら、認知症の人が認知症とともによりよく生きていくことができるよう、また、自らの意思に基づいた生活を送ることができるよう環境整備を行っていくことが重要です。

認知症施策の現状

　認知症施策の歴史を振り返ってみると、かつて、認知症は何もわからなくなる病気と考えられ、ひとり歩きや大声を出すなどの症状だけに目が向けられ、認知症の人は疎んじられたり拘束されたりするなど不当な扱いを受けてきました。

　このような状況のなか、認知症に対する誤解や偏見を解消し、認知症に対するケアのあり方や医療体制を見直すために、これまでいくつかの重要な提言・報告のなかで、さまざまな提示や検討がなされてきました。

　2004（平成16）年には、厚生労働省の「『痴呆』に替わる用語に関する検討会」の報告を受けて、侮蔑的な表現である上に実態を正確に表していない「痴呆」という言葉から「認知症」に替わりました[3)]。

　認知症施策の推進を図るために、「認知症の医療と生活の質を高める緊急プロジェクト報告書」（平成20年7月）[4)]や、社会保障審議会介護保険部会における「介護保険制度の見直しに関する意見」（平成22年11月）[5)]等、厚生労働省内の横断的な検

討を踏まえた認知症施策の提言がなされ、実施されてきています。

　また、厚生労働省に設置された「認知症施策検討プロジェクトチーム」において、2012（平成24）年には、「今後の認知症施策の方向性について」の報告が取りまとめられました[6]。

　これらの提示・報告を受けて、2012（平成24）年9月に「認知症になっても本人の意思が尊重され、できる限り住み慣れた地域のよい環境で暮らし続けることができる社会」の実現をめざした「認知症施策推進5か年計画（オレンジプラン）」が策定され、施策が推進されてきました。

　オレンジプランによる取組みが実施されるなか、2013（平成25）年12月にイギリスにおいて「G8認知症サミット」が開催され、2014（平成26）年11月には「認知症サミット日本後継イベント」が開催されました。

　このイベントの開会式で、安倍晋三内閣総理大臣が、「わが国の認知症施策を加速するための新たな戦略を策定するよう、厚生労働大臣に指示いたします」、「新たな戦略は、厚生労働省だけでなく、政府一丸となって生活全体を支えるよう取り組むものとします」と宣言し、内閣総理大臣より厚生労働大臣に対して、認知症施策を加速させるための国家戦略の策定について指示がありました。

　その指示を受けて、2015（平成27）年1月27日に、「認知症施策推進総合戦略

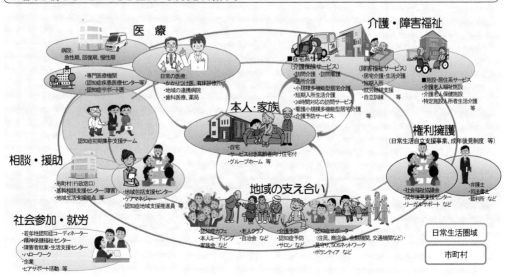

認知症施策の推進について

○　高齢化の進展に伴い、団塊の世代が75歳以上となる2025年には、認知症の人は約700万人（65歳以上高齢者の約5人に1人）となる見込み。

○　認知症の人を単に支えられる側と考えるのではなく、認知症の人が認知症とともによりよく生きていくことができるような環境整備が必要。

○　2025年に向け、認知症の人の意思が尊重され、できる限り住み慣れた地域のよい環境で自分らしく暮らし続けることができる社会の実現を目指す。

〜認知症高齢者等にやさしい地域づくりに向けて〜（新オレンジプラン）」が策定されました。

オレンジプランは厚生労働省内で策定したのに対して、新オレンジプランは、認知症の人とその家族などの関係者から幅広く意見を聴取しながら、厚生労働省と関係11府省庁（内閣官房、内閣府、警察庁、金融庁、消費者庁、総務省、法務省、文部科学省、農林水産省、経済産業省、国土交通省）が共同で策定しました。

「認知症高齢者等にやさしい地域づくり」を推進していくための理念として、⑴認知症への理解を深めるための普及・啓発の推進、⑵認知症の容態に応じた適時・適切な医療・介護等の提供、⑶若年性認知症施策の強化、⑷認知症の人の介護者への支援、⑸認知症の人を含む高齢者にやさしい地域づくりの推進、⑹認知症の予防法、診断法、治療法、リハビリテーションモデル、介護モデル等の研究開発およびその成果の普及の推進、⑺認知症の人やその家族の視点の重視、の7つの柱を掲げています。

大きな特徴として、7つ目の柱である「認知症の人やその家族の視点の重視」を重要な柱とし、他の6つの柱に共通するプラン全体の理念として位置づけています。

当初、2017（平成29）年度末等を当面の目標年度として施策ごとの具体的な数値目標などを定めていたところですが、これまでの施策の進捗状況がおおむね順調であったことから、2017（平成29）年7月に「認知症高齢者等にやさしい地域づくりに係る関係省庁連絡会議」において、数値目標について2020（令和2）年度末までの目標に更新するとともに、施策を効果的に実行するための改定を行いました。

新オレンジプラン

新オレンジプランでは、認知症の人が住み慣れた地域のよい環境で自分らしく暮らし続けることができる社会の実現をめざし、以下の7つの柱に沿って、施策を総合的に推進していくこととしています。

1 認知症への理解を深めるための普及・啓発の推進

「認知症サポーター」が大きな役割を果たしています。「認知症サポーター」とは、認知症に関する正しい知識と理解をもち、地域や職域などで認知症の人や家族に対してできる範囲での手助けをする人のことであり、わが国発祥の取組みです。

全国各地で養成講座が開催され、現在約1,144万人（2019（平成31）年3月末現在）を養成しており、地域でのさまざまな活動を通して、地域における相互扶助・協力・連携、ネットワークの構築等の活躍が期待されているところです。

こうした取組みは、イギリス、カナダ、台湾、韓国、中国等の世界に広がっています。

❷ 認知症の容態に応じた適時・適切な医療・介護等の提供

　早期診断・早期対応を軸に、本人主体を基本とした医療・介護等の有機的連携により、認知症の容態の変化に応じて、適時・適切に切れ目なく、そのときの容態にもっともふさわしい場所で医療・介護等が提供される循環型のしくみの実現をめざしています。

　早期診断・早期対応のための体制整備として、かかりつけ医の認知症に対する対応力を向上させるための研修、かかりつけ医の認知症診断等に関する相談役等の役割を担う認知症サポート医の養成等に取り組んでいるところです。

　また、歯科医師や薬剤師の認知症対応力向上研修を 2016（平成 28）年度より開始し、2017（平成 29）年の改定において、研修受講者数を数値目標として新たに掲げています。

　認知症の疑いがある人については、かかりつけ医等が専門医、認知症サポート医等の支援を受けながら、早期に適切な医療につなぐ必要があります。

　認知症の速やかな鑑別診断が実施できる体制の整備として、鑑別診断や行動・心理症状（ＢＰＳＤ：Behavioral and Psychological Symptoms of Dementia）と身体合併症に対する急性期医療、専門医療相談、関係機関との連携、研修会の開催等の役割を担う認知症疾患医療センターを、二次医療圏域に少なくとも１センター以上設

認知症施策推進総合戦略〜認知症高齢者等にやさしい地域づくりに向けて〜

認知症の容態に応じた適時・適切な医療・介護サービス等の提供

早期診断・早期対応のための体制整備＜かかりつけ医・認知症サポート医等＞

● 　身近なかかりつけ医が認知症に対する対応力を高め、必要に応じて適切な医療機関に繋ぐことが重要。かかりつけ医の認知症対応力を向上させるための研修や、かかりつけ医の認知症診断等に関する相談役等の役割を担う認知症サポート医の養成を進める。さらに、関係学会における認知症に関する専門医、認定医等について、数値目標を定めて具体的に養成を拡充するよう、関係各学会等と協力して取り組む。【厚生労働省】

かかりつけ医		認知症サポート医
・早期段階での発見・気づき ・専門医療機関への受診誘導 ・一般患者として日常的な身体疾患対応 ・家族の介護負担、不安への理解	相談 助言	・かかりつけ医研修の企画立案・講師 ・かかりつけ医の認知症診断等に関する相談役・アドバイザー ・地域医師会や地域包括支援センターとの連携づくりへの協力 ・認知症医療に係る正しい知識の普及を推進

【事業名】かかりつけ医等の対応力向上研修、認知症サポート医の養成研修事業
【実績と目標値】
　かかりつけ医：2017（平成29）年度末　5.8万人　⇒　2020（令和2）年度末　7.5万人
　認知症サポート医：2017（平成29）年度末　0.8万人　⇒　2020（令和2）年度末　1.0万人

置することを目標に掲げ、設置を進めています。

2019（令和元）年5月時点で、全国で449か所の認知症疾患医療センターが設置されています。

早期に認知症の鑑別診断が行われ、速やかに適切な医療・介護等が受けられる初期の対応体制が構築されるよう、市町村ごとに医療・介護の専門職からなる認知症初期集中支援チームの設置を進めています。

2018（平成30）年度には、すべての市町村において設置することを目標としており、2019（平成31）年3月時点で、1,739市町村に設置されています。認知症専門医の指導の下、複数の専門職が、認知症が疑われる人または認知症の人やその家族を訪問し、観察・評価を行った上で家族支援などの初期の支援を包括的・集中的に行い、かかりつけ医と連携しながら認知症に対する適切な対応につなげ、自立生活のサポートを行っています。

また、ＢＰＳＤへの適切な対応を進めるために、種々の疾患によって生活能力が低下しやすいことや服薬による副作用が生じやすいことなど高齢者の特性を考慮して作成した、「かかりつけ医のためのＢＰＳＤに対応する抗精神病薬使用ガイドライン（第2版）」の普及を進めています。

このほか、医療・介護等の有機的な連携の推進のため、地域ごとに認知症の容態に応じた適切なサービス提供の流れを標準的に示した「認知症ケアパス」の確立を進め

認知症初期集中支援チーム

複数の専門職が家族の訴え等により認知症が疑われる人や認知症の人及びその家族を訪問し、アセスメント、家族支援等の初期の支援を包括的・集中的（おおむね6ヶ月）に行い、自立生活のサポートを行うチーム

● 認知症初期集中支援チームのメンバー

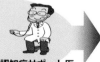

医療と介護の専門職
（保健師、看護師、作業療法士、精神保健福祉士、社会福祉士、介護福祉士等）

認知症サポート医である医師（嘱託）

● 配置場所　**地域包括支援センター等**
診療所、病院、認知症疾患医療センター市町村の本庁

【対象者】

40歳以上で、在宅で生活しており、かつ認知症が疑われる人又は認知症の人で以下のいずれかの基準に該当する人

◆ 医療・介護サービスを受けていない人、または中断している人で以下のいずれかに該当する人
（ア）認知症疾患の臨床診断を受けていない人
（イ）継続的な医療サービスを受けていない人
（ウ）適切な介護保険サービスに結び付いていない人
（エ）診断されたが介護サービスが中断している人

◆ 医療・介護サービスを受けているが認知症の行動・心理症状が顕著なため、対応に苦慮している

認知症施策推進総合戦略〜認知症高齢者等にやさしい地域づくりに向けて〜

認知症の容態に応じた適時・適切な医療・介護サービス等の提供

行動・心理症状（ＢＰＳＤ）や身体合併症等への適切な対応＜ＢＰＳＤへの対応＞

● 認知症の人に行動・心理症状（BPSD）や身体合併症等が見られた場合にも、医療機関・介護施設等で適切な治療やリハビリテーションが実施されるとともに、当該医療機関・介護施設等での対応を固定化されないように、退院・退所後もそのときの容態にもっともふさわしい場所で適切なサービスが提供される循環型の仕組みを構築。その際、認知症の専門医療の機能分化を図りながら、医療・介護の役割分担と連携を進める。【厚生労働省】

①行動・心理症状（BPSD）
○ 行動・心理症状（BPSD）は身体的要因や環境要因が関与することもある。
○ 早期診断とその後の本人主体の医療・介護等を通じて行動・心理症状（BPSD）を予防。行動・心理症状（BPSD）が見られた場合も的確なアセスメントを行った上で非薬物的介入を対応の第一選択とするのが原則。
○専門的医療サービスを必要に応じて集中的に提供する場と長期的・継続的な生活支援サービスを提供する場の適切な役割分担が望まれる。
○ 入院が必要な状態を一律に明確化することは困難であるが、①妄想（被害妄想など）や幻覚（幻視、幻聴など）が目立つ、②些細なことで怒りだし、暴力などの興奮行動に繋がる、③落ち込みや不安・苛立ちが目立つこと等により、本人等の生活が阻害され、専門医による医療が必要とされる場合が考えられる。

②身体合併症
○ 認知症の人の身体合併症等への対応を行う急性期病院等では、認知症の人の個別性に合わせたゆとりある対応が後回しにされ、身体合併症への対応は行われても、認知症の症状が急速に悪化してしまうような事例も見られる。
○ 入院、外来、訪問等を通じて認知症の人と関わる看護職員は、医療における認知症への対応力を高める鍵。

【事業名】 一般病院勤務の医療従事者に対する認知症対応力向上研修事業
【実績と目標値】
2017（平成29）年度末 12.2万人 ⇒ 2020（令和2）年度末 22万人

○ 「かかりつけ医のためのBPSDに対応する向精神薬使用ガイドライン（第2版）」等の普及
○ 地域における退院支援・地域連携クリティカルパスの作成を進め、精神科病院等からの円滑な退院や在宅復帰を支援

○ 一般病院勤務の医療従事者に対する認知症対応力向上研修を推進
○ 介護老人保健施設等の先進的な取組を収集し、全国に紹介することで、認知症リハビリテーションを推進

【目標】（新設）
看護職員認知症対応力向上研修の受講者数
2020（令和2）年度末 2.2万人

ています。

　認知症ケアパスによって、地域ごとの医療・介護等の資源の整理だけにとどまらず、認知症の人一人ひとりの支援の目標を設定し、認知症の人やその家族、医療・介護関係者等の間で共有し、切れ目なくサービスを提供できるように、活用の推進を図っています。

　また、医療・介護関係者等の間の情報共有の推進を図るために、情報連携ツール（連携シート等）を活用するなど、地域の実情に応じた医療・介護関係者等の連携を推進しています。

３ 若年性認知症施策の強化

　若年性認知症支援コーディネーター設置事業等を若年性認知症施策総合推進事業として進めています。

　若年性認知症は、65歳未満の人が発症した認知症のことをいい、主に就労、生活費、子どもの教育費等の経済的問題が大きな課題となっています。

　現役世代である若年性認知症の人への支援にあたり、一人ひとりの状態やその変化に応じた適切な支援方策の構築を図ることを目的として、若年性認知症に関する相談から医療・福祉・就労の総合的な支援を行う施策を推進しています。

若年性認知症の人を支援する場合に特に重要になるのが、「就労」や「社会参加」の支援です。若年性認知症の人への支援のためのネットワーク構築を行うよう、都道府県ごとに相談窓口を設置し、若年性認知症コーディネーターの設置を進めているところであり、2018（平成30）年8月時点で、46都道府県に設置されています。

4 認知症の人の介護者への支援

　「認知症カフェ」等の設置を推進しており、2020（令和2）年度までに全市町村に普及させることを目標としています。

　2017（平成29）年度の実績では、47都道府県1,265市町村にて5,863カフェが運営されており、認知症の人やその家族が、地域の人や専門家と相互に情報を共有し、お互いを理解し合い、地域の実情に応じて認知症地域支援推進員等が企画するなど認知症の人や家族が集う取組みを行っています。

認知症施策推進総合戦略〜認知症高齢者等にやさしい地域づくりに向けて〜

認知症の人の介護者への支援

＜認知症の人の介護者の負担軽減＞＜介護者たる家族等への支援＞

● 認知症の人の介護者の負担を軽減するため、認知症初期集中支援チーム等による早期診断・早期対応を行うほか、認知症の人やその家族が、地域の人や専門家と相互に情報を共有し、お互いを理解し合う認知症カフェ等の設置を推進。
● また、家族向けの認知症介護教室等の取組について、好事例を収集して全国に紹介し、その普及を進める。
【厚生労働省】

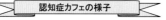
認知症カフェの様子

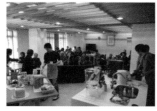

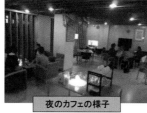
夜のカフェの様子

○ 1〜2回／月程度の頻度で開催（2時間程度／回）
○ 通所介護施設や公民館の空き時間を活用
○ 活動内容は、特別なプログラムは用意されていなく、利用者が主体的に活動。
○効果
・認知症の人　→　自ら活動し、楽しめる場所
・家族　　　　→　わかり合える人と出会う場所
・専門職　　　→　人としてふれあえる場所（認知症の人の体調の把握が可能）
・地域住民　　→　つながりの再構築の場所（住民同士としての交流の場や、認知症に対する理解を深める場）

【事業名】認知症地域支援・ケア向上事業
【目標値】地域の実情に応じて認知症地域支援推進員等が企画するなど、認知症の人が集まる場や認知症カフェなどの認知症の人や家族が集う取組を2020（令和2）年度までに全市町村に普及させる

5 認知症の人を含む高齢者にやさしい地域づくりの推進

　生活しやすい環境の整備、就労・社会参加支援、安全確保の観点から高齢者にやさしい地域づくりを推進しています。

　生活しやすい環境整備としては、多様な高齢者向け住まいの確保の支援や住宅団地

等への高齢者の生活支援を行う施設の併設を促進しています。

　また、就労・社会参加支援として、就労、地域活動、ボランティア活動への参加などを促すことで高齢者が生きがいをもって生活できるようにすることや、安全確保の推進として、独居高齢者の安全確認や行方不明者の早期発見・保護に加え、地域ネットワークの構築を含め、地域での見守り体制等の整備を推進しています。

　さらに、安全確保のなかで、権利擁護に関する取組みの推進を行っています。2016（平成 28）年 5 月に施行された「成年後見制度の利用の促進に関する法律」に基づき、2017（平成 29）年 3 月に「成年後見制度利用促進基本計画」が策定されたことを踏まえ、成年被後見人の財産管理の側面のみならず、意思決定支援、身上保護の側面も重視した支援につながるように、成年後見制度の利用促進に関する施策の推進を実施しています。

6 認知症の予防法、診断法、治療法、リハビリテーションモデル、介護モデル等の研究開発およびその成果の普及の推進

　認知症をきたす疾患メカニズムの解明を通じ、研究開発を行っております。研究によって効果が検証されたものについて、速やかに普及の取組みを行うことを推進しています。

　また、「健康医療戦略」にある 2020（令和 2）年までの日本発の認知症疾患修飾薬候補の治験開始を目標として、「オレンジプラットフォーム」の構築等の取組みを

認知症等の全国的なデータ収集の枠組み—オレンジプラットフォーム

推進しています。

❼ 認知症の人やその家族の視点の重視

認知症の人のニーズ把握や生きがい支援のため、本人同士が主になった取組みとして、認知症の本人が集い、自らの体験や希望、必要としていることを語り合い、自分たちのこれからのよりよい暮らし、暮らしやすい地域のあり方を一緒に話し合う「本人ミーティング」が進められています。

また、2017（平成29）年度厚生労働省老人保健健康増進等事業（老健事業）として、認知症と診断された直後に行うことが記載されており、本人が空白期間なく、次の一歩を踏み出せるよう「本人にとってのよりよい暮らしガイド」を作成しました。

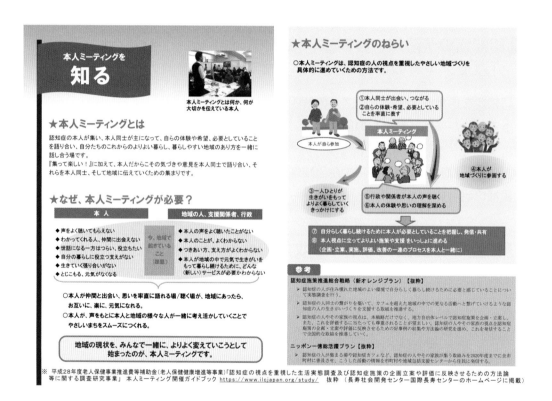

※ 平成28年度老人保健事業推進費等補助金（老人保健健康増進等事業）「認知症の視点を重視した生活実態調査及び認知症施策の企画立案や評価に反映させるための方法論等に関する調査研究事業」本人ミーティング開催ガイドブック https://www.ilcjapan.org/study/ 抜粋（長寿社会開発センター国際長寿センターのホームページに掲載）

③ さらなる認知症施策の推進

認知症は誰もが関わる可能性のある身近な病気です。

さまざまな関係者がコミュニケーションをとりながら連携を図って、認知症の人の生活全般を支えていくだけでなく、認知症の人の意思を尊重し、寄り添っていく必要があります。

　さらなる高齢化の進展のなかで、政府全体で認知症施策をさらに強力に推進していくため、2018（平成30）年12月、内閣官房長官を議長、健康・医療戦略担当大臣および厚生労働大臣を副議長とし、その他13大臣を構成員とする「認知症施策推進関係閣僚会議」が設置されました。認知症に関する有識者に加え、認知症の人や家族をはじめとしたさまざまな関係者からの意見聴取や各省庁が構成員となる「認知症施策推進関係閣僚会議幹事会」での議論を経て、2019（令和元）年6月18日に新たに「認知症施策推進大綱」が取りまとめられました。

推進体制

認知症に係る諸問題について、関係行政機関の緊密な連携の下、政府一体となって総合的な対策を推進するため認知症施策推進関係閣僚会議の設置をはじめ、横断的かつ実質的な推進体制を構築。

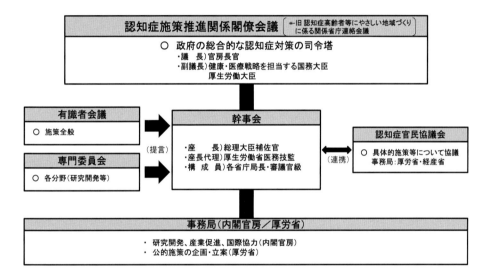

　本大綱では、認知症の発症を遅らせ、認知症になっても希望をもって日常生活を過ごせる社会をめざし、認知症の人や家族の視点を重視しながら「共生」と「予防」を車の両輪とした認知症施策を推進していくこととしています。

　本大綱において、「共生」とは、「認知症の人が、尊厳と希望をもって認知症とともに生きる」「認知症があってもなくても、同じ社会でともに生きる」という意味、また「予防」とは、「認知症にならない」という意味ではなく、「認知症になるのを遅らせる」「認知症になっても進行を緩やかにする」という意味です。

　また、新オレンジプランにおける7つの柱を再編し、①普及啓発・本人発信支援、②予防、③医療・ケア・介護サービス・介護者への支援、④認知症バリアフリーの推進・若年性認知症の人の支援・社会参加支援、⑤研究開発・産業促進・国際展開の5つの柱に沿って施策を推進することとし、これらの施策はすべて認知症の人の視点に

立って、認知症の人やその家族の意見を踏まえて推進することを基本としています。

　大綱には以下の施策等を新たに位置づけ、より強力に施策を推進していくこととしています。

1 普及啓発・本人発信支援

　認知症サポーターの養成を引き続き推進していくことに加え、認知症の人に関わることが多いと想定される業種の従業員等をはじめ、子どもや学生への養成講座を拡大することとしています。また、「認知症ケアパス」を活用し、具体的な相談先や受診先の利用方法等が明確に伝わるようにすることとしています。さらに、認知症の本人とともに、普及啓発に取り組み、「認知症とともに生きる希望宣言」の展開を図ることとしています。

2 予防

　運動不足の改善や生活習慣病の予防、社会的孤立の解消や役割の保持が認知症予防に資する可能性が示唆されていることを踏まえ、地域において高齢者が身近に通える場を拡充することとしています。具体的には、地区の公民館や公園等の地域の住民主体で行う介護予防に資する取組み、たとえば高齢者が身近に通うことができるいわゆる「通いの場」のほか、市民農園や森林空間、スポーツ教室、公民館等の社会教育施設における講座等も最大限に活用し、認知症予防に資する可能性のある各種活動を推進することとしています。また、認知症予防に資すると考えられる活動事例を収集し、全国に横展開するほか、予防法の確立に向けたデータの蓄積のため、国内外の認知症予防に関する論文等を収集し、認知症予防のための活動の進め方に関する手引きを作成することとしています。

3 医療・ケア・介護サービス・介護者への支援

　早期発見・早期対応が行えるよう、かかりつけ医、地域包括支援センター、認知症地域支援推進員、認知症初期集中支援チーム、認知症疾患医療センター等のさらなる質の向上を図るとともに、これらの間の連携を強化します。また、かかりつけ薬剤師・薬局による継続的な薬学管理と患者支援を推進するとともに、高齢者のポリファーマシー対策をはじめとした薬物療法の適正化のための取組みを推進することとしています。

　介護人材の確保については、ＩＣＴ化、業務プロセスの見直し、ＩＣＴセンサー、介護ロボットの活用による業務の省力化や働きやすい職場環境づくりを推進します。また、2018（平成30）年度に策定した「認知症の人の日常生活・社会生活における意思決定支援ガイドライン」を医療・介護従事者への研修において活用すること

しています。

　このほか、ＢＰＳＤの対応ガイドラインを作成し周知するとともに、家族等の負担軽減を図るため、認知症カフェ、家族教室や家族同士のピア活動等の取組みを推進していきます。

4 認知症バリアフリーの推進・若年性認知症の人の支援・社会参加支援

　日常生活における生活環境について、分野ごとに好事例の収集等を行い、認知症になっても利用しやすいよう改善や工夫を図ることとしています。また、中山間地域における自動運転移動サービスの実証、社会実装を推進するとともに認知症の人への対応のための交通事業者向けの接遇ガイドラインを作成、周知し、事業者による研修の充実および適切な接遇を推進することとしています。住宅の確保の観点から、認知症の人を含む高齢者等の入居を拒まない賃貸住宅（セーフティネット住宅）の登録を推進します。地域支援の強化として、ＩＣＴを活用した捜索システムの普及や、認知症の人やその家族の支援ニーズに合った具体的な支援につなげるしくみである、いわゆるチームオレンジの地域ごとでの構築を推進します。また、認知症に関する取組みを実施している企業等の認証制度のしくみを検討し、認知症の人を含む高齢者が利用しやすい商品の開発等を支援することとしています。金融商品の開発を推進するとともに、認知症の発症に備える民間保険等が普及していくよう、各保険会社の取組みを後押ししていきます。

　また、若年性認知症の人への支援策として、その実態把握と対応施策に関する調査研究を行うとともに、障害者施策における就労移行事業所等での若年性認知症の人の受入れ実態を把握し、好事例を収集することとしています。社会参加支援として、介護予防にもつながる農業、商品の製造等、食堂の運営、地域活動やマルシェの開催等に参画する取組みを推進するとともに介護サービス事業所における認知症の人をはじめとする利用者の社会参加や社会貢献活動の支援策について検討することとしています。

5 研究開発・産業促進・国際展開

　認知症の予防、診断、治療、ケア等のため、認知症の危険因子と認知症発症の関連解明を進めることとしています。また、認知症の予防法やケアに関する技術、サービス、機器等の効果を検証し、効果を評価するための指標の確立を図ることとしています。定期的な住民追跡調査を行い、認知症発症前の人、軽度認知障害の人、認知症の人が、研究や治験に参加する際に容易に登録できるしくみを構築します。

　また、産業界の認知症に関する取組みの機運を高め、官民連携・イノベーションの

創出・社会実装を推進するとともに、研究開発の成果および実践される認知症ケアの進捗等に応じて、「アジア健康構想」の枠組みも活用し、介護サービス等の国際展開を推進することとしています。また、世界でも最速で高齢社会に突入した日本の経験を共有し、国際交流を促進します。

　認知症になっても希望をもって日常生活を過ごせる社会をめざし、認知症の人や家族の視点を重視しながら、本大綱に沿った施策を着実に推進していきます。

引用文献

1）Prevalence of dementia in Japan: past, present and future：Asada T；Rinsho Shinkeigaku. 2012;52(11):962-4.
2）都市部における認知症有病率と認知症の生活機能障害への対応：朝田隆；厚生労働科学研究費補助金疾病・障害対策研究分野 認知症対策総合研究総括・分担研究報告書
3）「『痴呆』に替わる用語に関する検討会」報告書：平成 16 年 12 月 24 日、「痴呆」に替わる用語に関する検討会
4）「認知症の医療と生活の質を高める緊急プロジェクト」報告書：平成 20 年 7 月、認知症の医療と生活の質を高める緊急プロジェクトチーム
5）「介護保険制度の見直しに関する意見」：平成 22 年 11 月 30 日、社会保障審議会介護保険部会
6）「今後の認知症施策の方向性について」報告書：平成 24 年 6 月 18 日、厚生労働省認知症施策検討プロジェクトチーム

第2章 認知症の診断と評価指標

武田章敬

 診断基準と画像所見

　現在よく使われている認知症および軽度認知障害の診断基準と認知症の代表的な4つの疾患（アルツハイマー型認知症、血管性認知症、レビー小体型認知症、行動障害型前頭側頭型認知症）の診断基準と典型例の画像所見を示します。

1 認知症の診断基準

　米国精神医学会「Diagnostic and Statistical Manual of Mental Disorders, Fifth Edition（DSM−5）」[1] における認知症（major neurocognitive disorder）の診断基準を示します。

　複雑性注意（注意を維持したり、振り分けたりする能力）、実行機能（計画を立て、適切に実行する能力）、学習および記憶、言語（言語を理解したり表出したりする能力）、知覚‐運動（正しく知覚したり、道具を適切に使用したりする能力）、社会的認知（他人の気持ちに配慮したり、表情を適切に把握したりする能力）の6つの認知領域のうちの1つ以上が障害され、その障害によって日常の社会生活や対人関係に支障をきたし、せん妄やその他の精神疾患（うつ病や統合失調症など）が除外されれば認知症ということになります。

用語解説

DSM-5 ● Diagnostic and Statistical Manual of Mental Disorders（DSM）は米国精神医学会による精神疾患の診断・統計マニュアルで、そのなかの認知症の診断基準は国際的にも広く用いられています。
　2013年に出版された第5版（DSM − 5）のなかで認知症に相当するMajor Neurocognitive Disorderの章は、DSM − IV からもっとも大きく改変された部分であり、Dementia という用語が廃止され、代わってMajor Neurocognitive Disorder という用語が導入され、合わせて軽度認知障害（MCI）に相当するMild Neurocognitive Disorder も導入されました。

A　1つ以上の認知領域（複雑性注意、実行機能、学習および記憶、言語、知覚 - 運動、社会的認知）において、以前の行為水準から有意な認知の低下があるという証拠が以下に基づいている。
　⑴　本人、本人をよく知る情報提供者、または臨床家による、有意な認知機能の低下があったという懸念、および
　⑵　可能であれば標準化された神経心理学的検査に記録された、それがなければ他の定量化された臨床的評価によって実証された認知行為の障害
B　毎日の活動において、認知欠損が自立を阻害する（すなわち、最低限、請求書を支払う、内服薬を管理するなどの、複雑な手段的日常生活動作に援助を必要とする）。
C　その認知欠損は、せん妄の状況でのみ起こるものではない。
D　その認知欠損は、他の精神疾患によってうまく説明されない（例：うつ病、統合失調症）。

2 軽度認知障害の診断基準

　ＤＳＭ－５[1]における軽度認知障害（mild neurocognitive disorder）の診断基準を示します。認知症の診断基準と異なる部分に下線を付しましたが、もっとも異なる点はＢが「毎日の活動において、認知欠損が自立を阻害しない」となるところです。

A　1つ以上の認知領域（複雑性注意、実行機能、学習および記憶、言語、知覚 - 運動、社会的認知）において、以前の行為水準から軽度の認知の低下があるという証拠が以下に基づいている。
　⑴　本人、本人をよく知る情報提供者、または臨床家による、軽度の認知機能の低下があったという懸念、および
　⑵　可能であれば標準化された神経心理学的検査に記録された、それがなければ他の定量化された臨床的評価によって実証された認知行為の軽度の障害
B　毎日の活動において、認知欠損が自立を阻害しない（すなわち、請求書を支払う、内服薬を管理するなどの複雑な手段的日常生活動作は保たれるが、以前より大きな努力、代償的方略、または工夫が必要であるかもしれない）。
C　その認知欠損は、せん妄の状況でのみ起こるものではない。
D　その認知欠損は、他の精神疾患によってうまく説明されない（例：うつ病、統合失調症）。

3 アルツハイマー型認知症の診断基準と画像所見

　ＤＳＭ－５[1]におけるアルツハイマー型認知症の診断基準を示します。
　ほぼ確実な（probable）アルツハイマー型認知症と診断されるためには認知症（major neurocognitive disorder）の診断基準で示された6つの認知領域のうち2

つ以上の認知領域の障害が徐々に進行することが必要とされています。また、家族歴や家族性アルツハイマー病の原因遺伝子変異が確認されるか、記憶・学習の障害があることが必須とされている点が特徴です。

A　認知症（major neurocognitive disorder）の基準を満たす。

B　少なくとも2つ以上の認知領域で、障害は潜行性に発症し、緩徐に進行する。

C　以下のどちらかを満たす。

　1．家族歴または遺伝子検査からアルツハイマー病の原因となる遺伝子変異の証拠がある。

　2．以下の3つのすべてが存在している。

　　a．記憶、学習、および少なくとも1つの他の認知領域の低下の証拠が明らかである（詳細な病歴または連続的な神経心理学的検査に基づいた）。

　　b．着実に進行性で緩徐な認知機能低下があって、安定状態が続くことはない。

　　c．混合性の病因の証拠がない（すなわち、他の神経変性または脳血管疾患がない、または認知の低下をもたらす可能性のある他の神経疾患、精神疾患、または全身性疾患がない）。

D　障害は脳血管疾患、他の神経変性疾患、物質の影響、その他の精神疾患、神経疾患、全身性疾患ではうまく説明されない。

頭部MRIやCTで側頭葉内側部（海馬・嗅内野、扁桃体）や頭頂側頭連合野の萎縮がみられたりや、脳血流シンチグラフィーでの頭頂側頭連合野や後部帯状回の血流低下がみられることはアルツハイマー型認知症に特徴的な所見です（図1）。

図1■アルツハイマー型認知症の画像所見[2)]

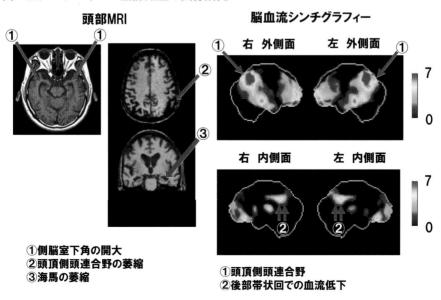

頭部MRI

①側脳室下角の開大
②頭頂側頭連合野の萎縮
③海馬の萎縮

脳血流シンチグラフィー

右　外側面　　左　外側面

右　内側面　　左　内側面

①頭頂側頭連合野
②後部帯状回での血流低下

4 血管性認知症の診断基準と画像所見

ＤＳＭ－５[1] における血管性認知症の診断基準を示します。

血管性認知症の診断には、病歴や身体・画像所見から脳血管障害が存在し、脳血管性発作と認知症の発症が時間的に関連しているか、血管性認知症に認められることが多い複雑性注意と実行機能の障害が明らかであることが必要です。

A 認知症（major neurocognitive disorder）の基準を満たす。

B 臨床的特徴が以下のどちらかによって示唆されるような血管性の病因に合致している。

　1．認知欠損の発症が１回以上の脳血管性発作と時間的に関係している。

　2．認知機能低下が複雑性注意（処理速度も含む）と前頭葉性実行機能で顕著である証拠がある。

C 病歴、身体診察、および／または神経認知欠損を十分に説明できると考えられる神経画像所見から、脳血管障害の存在を示す証拠がある。

D その症状は、他の脳疾患や全身性疾患ではうまく説明されない。

以下のうち１つはあてはまる。

1 臨床的基準が脳血管性疾患によるはっきりとした脳実質の損傷を示す神経画像的証拠によって支持される（神経画像による支持）。

2 神経認知症候群が１回以上の記録のある脳血管性発作と時間的に関係がある。

3 臨床的にも遺伝的にも〔例：皮質下梗塞と白質脳症を伴う常染色体優性遺伝性脳動脈症（CADASIL）〕脳血管性疾患の証拠がある。

血管性認知症の画像所見は多彩ですが、ここでは多発梗塞性認知症と皮質下血管性認知症（Binswanger）症例の画像（図2、3）を示します。

図2■多発梗塞性認知症のＭＲＩ画像

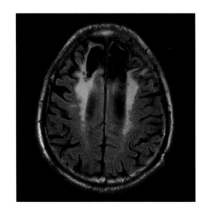

図3■皮質下血管性認知症（Binswanger）のＭＲＩ画像

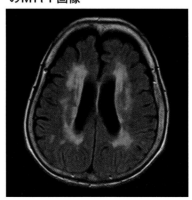

5 レビー小体型認知症の診断基準と画像所見

　2017（平成 29）年 6 月に新たに発表されたレビー小体型認知症（ＤＬＢ）の診断基準[3] を示します。本診断基準ではこれまでの認知機能の動揺、幻視、パーキンソニズムに加えて、レム睡眠行動異常症も中核症状に位置づけられました。

1．社会・職業・日常活動に支障がある程度の進行性認知機能障害の存在
　　初期には持続的で著明な記憶障害は目立たないこともあり、進行とともに明らかになる。
　　注意、遂行機能、視空間認知の障害が目立つことがしばしばある。

2．中核症状
　1）注意や覚醒レベルの明らかな変動を伴う認知機能の動揺
　2）現実的で詳細な内容の幻視が繰り返し現れる
　3）レム睡眠行動異常症（認知機能障害に先行することもある）
　4）パーキンソニズム（動作緩慢、静止時振戦、筋強剛のうち 1 つ以上）

3．示唆する症状
　1）重篤な抗精神病薬過敏　　　　　　2）姿勢の不安定性
　3）繰り返す転倒　　　　　　　　　　4）失神または一過性の応答不良
　5）重篤な自律神経障害（例：便秘、起立性低血圧、尿失禁）
　6）過眠　　　　　　　　　　　　　　7）嗅覚鈍麻
　8）幻視以外の幻覚　　　　　　　　　9）系統的な妄想
　10）アパシー、不安、うつ

4．指標的バイオマーカー
　1）ＳＰＥＣＴ、ＰＥＴで基底核におけるドパミントランスポーターの取り込み低下
　2）ＭＩＢＧ心筋シンチグラフィーでの取り込み低下
　3）睡眠ポリグラフ検査での筋緊張低下を伴わないレム睡眠の確認

5．示唆的バイオマーカー
　1）ＣＴ、ＭＲＩで側頭葉内側が保たれている
　2）ＳＰＥＣＴ・ＰＥＴでの後頭葉の取り込み低下
　　（FDG-PET で cingulate island sign を認めることあり）
　3）脳波において後頭部の著明な徐波活動

Probable DLB：2 つ以上の中核症状、または 1 つの中核症状と 1 つ以上の指標的バイオマーカーが存在
Possible DLB：1 つの中核症状があるが指標的バイオマーカーがない、または 1 つ以上の指標的バイオマーカーがあるが、中核症状がない

診断基準の指標的バイオマーカーや示唆的バイオマーカーにも含まれますが、レビー小体型認知症の特徴的な画像所見を示します（図4）。

図4■レビー小体型認知症の画像所見[2]

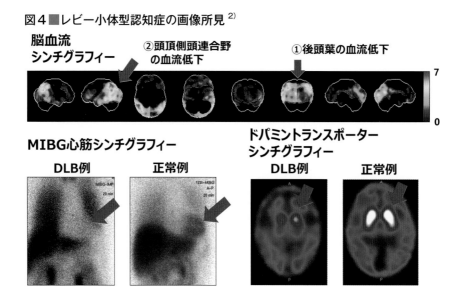

6 行動障害型前頭側頭型認知症の診断基準と画像所見

　Rascovsky らによって提唱された行動障害型前頭側頭型認知症（ｂｖＦＴＤ）の診断基準[4] を示します。

　早期とはおおむね発症3年以内を示し、社会的に不適切な行動や礼節や礼儀の欠如、衝動的で不注意な行動といった「行動の脱抑制」、自発性の低下を示す「無関心や無気力」、他人の気持ちを察することができず、社会的な興味や他者との交流を欠いた「共感、感情移入の低下」、決まったコースを歩き続ける、一日の日程が固定されそれを繰り返す（時刻表的生活）などの「常同行動」、過剰な食欲亢進や甘いものを大量に食べるといった「食行動の異常」がみられます。無関心・無気力がみられる一方で常同的行動は執拗に繰り返すといった二面性を有し、実行障害が強い割にエピソード記憶や視空間機能が保たれることが多いといった特徴があります。

前提：観察または病歴から行動および/または認知機能の進行性の悪化を認めること
　以下のうち3つを認めれば possible bvFTD
　A　早期からの行動の脱抑制
　B　早期からの無関心または無気力
　C　早期からの共感または感情移入の欠如
　D　早期からの保続的、常同的、または強迫的/儀式的な行動
　E　口唇傾向や食行動の変化

F　記憶や視空間認知機能の保持と実行機能の障害

さらに、以下のすべてを認めれば probable bvFTD

A　possible bvFTD の診断基準を満たす

B　有意な機能低下が介護者の報告や質問票で明らか

C　画像（ＭＲＩ、ＣＴ、ＰＥＴ、ＳＰＥＣＴ）がbvFTDに一致している

行動障害型前頭側頭型認知症の典型例の画像所見を示します（図5）。

図5■行動障害型前頭側頭型認知症のＣＴ画像

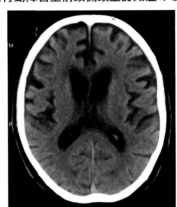

引用文献

1）髙橋三郎、大野　裕監訳：DSM-5　精神疾患の診断・統計マニュアル. 医学書院、東京、2014.
2）国立研究開発法人　国立長寿医療研究センター：認知症サポート医養成研修テキスト. 愛知、2018.
3）McKeith IG, Boeve BF, Dickson DW et al. Diagnosis and management of dementia with Lewy bodies. Neurology 89 : 88-100, 2017.
4）Rascovsky K, Hodges JR, Knopman D et al. Sensitivity of revised diagnostic criteria for the behavioural variant of frontotemporal dementia. Brain 134 : 2456–2477, 2011.

 評価指標

■ ＨＤＳ－Ｒ（改訂長谷川式簡易知能評価スケール）

　ＨＤＳ－Ｒ[1][2] は年齢、時間の見当識、場所の見当識、即時記憶、計算、数字の逆唱、遅延再生、5つの物品の再生、言語の流暢性の下位項目から形成される尺度です。本尺度は記憶課題に関する配点が高く、ヒントによる再生により記憶障害の重症度を評価できるという特徴があります。ＨＤＳ－Ｒの総得点が20点以下の場合、認知症の

疑いがあるとされています。しかし、総得点だけではなく、どの下位項目で失点したかによって、どのような認知障害があるかがわかり、原因疾患の鑑別にも役立ちます。たとえば、アルツハイマー型認知症では初期から遅延再生、時間の見当識が障害されることが多いという特徴があります。

1	お歳はいくつですか？ （2年までの誤差は正解）				0	1	
2	今日は何年の何月何日ですか？　何曜日ですか？ （年月日、曜日が正解でそれぞれ1点ずつ）	年 月 日 曜日			0 0 0 0	1 1 1 1	
3	私たちがいまいるところはどこですか？ （自発的にでれば2点、5秒おいて家ですか？　病院ですか？　施設ですか？ のなかから正しい選択をすれば1点）			0	1	2	
4	これから言う3つの言葉を言ってみてください。あとでまた聞きますのでよく 覚えておいてください。 （以下の系列のいずれか1つで、採用した系列に〇印をつけておく） 1：a) 桜　b) 猫　c) 電車　　2：a) 梅　b) 犬　c) 自動車				0 0 0	1 1 1	
5	100から7を順番に引いてください。（100－7は？、それから また7を引くと？　と質問する。最初の答が不正解の場合、打ち 切る）	(93) (86)			0 0	1 1	
6	私がこれから言う数字を逆から言ってください。(6-8-2、3-5-2-9 を逆に言ってもらう、3桁逆唱に失敗したら、打ち切る)	2-8-6 9-2-5-3			0 0	1 1	
7	先ほど覚えてもらった言葉をもう一度言ってみてください。 （自発的に回答があれば各2点、もし回答がない場合以下のヒントを与え正解 であれば1点）　a) 植物　b) 動物　c) 乗り物	a：0 b：0 c：0	1 1 1	2 2 2			
8	これから5つの品物を見せます。それを隠しますのでなにがあったか言ってく ださい。 （時計、鍵、タバコ、ペン、硬貨など必ず相互に無関係なもの）			0 3	1 4	2 5	
9	知っている野菜の名前をできるだけ多く言ってください。 （答えた野菜の名前を右欄に記入する。途中で詰まり、 約10秒間待ってもでない場合にはそこで打ち切る） 0～5＝0点、6＝1点、7＝2点、8＝3点、9＝ 4点、10＝5点			0 3	1 4	2 5	
		合計得点					

2 MMSE（Mini-Mental State Examination：ミニ・メンタルテスト）

　MMSE[3]は時間と場所の見当識、即時記憶、注意の持続、遅延再生、物品呼称、復唱、観念運動、読字、書字、図形模写の下位項目から形成される簡易知能機能評価尺度です。MMSEの総得点が23点以下の場合、認知症の疑いがあるとされていますが、HDS－Rと同様、どの下位項目で失点したかに注意する必要があります。

❸ IADL (Instrumental Activities of Daily Living Scale)

　認知症の診断においては認知機能障害による日常生活の支障の有無を評価することが重要です。日常生活活動を評価するためにIADL（手段的ADL）[2) 4)]がしばしば用いられます。IADLは電話、買い物、食事の支度、家事、洗濯、輸送機関の利用、服薬管理、金銭管理の8項目からなっています。8点満点で評価しますが、男性は食事の支度、家事、洗濯は判定項目から外され、5点満点となっています。現在では家事を負担する男性も増え、独居高齢者の場合、性差を問う必要もないとの考えもみられます。認知症の初期においては服薬管理、食事の準備、買い物が障害されることが多くみられます。

項目	得点
A.　電話の使い方	
1.　自由に電話をかけることができる。	1
2.　いくつかのよく知っている番号であればかけることができる。	1
3.　電話で応対できるが電話をかけることはできない。	1
4.　まったく電話を使うことができない。	0
B.　買い物	
1.　1人で買い物ができる。	1
2.　少額の買い物であれば1人でできる。	0
3.　だれかが付き添っていれば買い物ができる。	0
4.　まったく買い物ができない。	0
C.　食事の支度	
1.　人数にあった支度をして必要十分な用意ができる。	1
2.　材料が用意してあれば食事の支度ができる。	0
3.　食事をつくることはできるが、人数にあった用意ができない。	0
4.　他人に支度をしてもらう。	0
D.　家事	
1.　力仕事など以外は1人で家事をすることができる。	1
2.　食事のあとは食器を洗ったり布団を敷くなどの簡単なことはできる。	1
3.　簡単な家事はできるが、きちんとあるいは清潔に維持できない。	1
4.　他人の助けがなければ家事をすることができない。	1
5.　まったく家事をすることができない。	0
E.　洗濯	
1.　1人で洗濯できる。	1
2.　靴下などの小さなものは洗濯できる。	1
3.　他人に洗濯してもらう。	0
F.　移動・外出	
1.　自動車を運転したり、電車・バスを利用して出かけることができる。	1
2.　タクシーを自分で頼んで出かけられるが、電車やバスは利用できない。	1
3.　付添いがあれば電車やバスを利用することができる。	1
4.　付き添われてタクシーや自動車で出かけることができる。	1
5.　まったく出かけることができない。	0

G. 服薬の管理		
	1. きちんとできる。	1
	2. 前もって飲む薬が用意されていれば自分で服薬できる。	0
	3. 自分ではまったく服薬できない。	0
H. 金銭の管理		
	1. 自分でできる（家計費、家賃、請求書の支払い、銀行での用事など）	1
	2. 日常の買い物は管理できるが、大きな買い物や銀行へは付添いが必要。	1
	3. 金銭を扱うことができない。	0

4 Barthel Index

　認知症が重度化するとともに身体的日常生活活動が障害されてきます。身体的日常生活活動の評価にはいくつかの尺度がありますが、Barthel Index[5] [6] もそのひとつです。この尺度は食事、車いすからの移乗、整容、トイレ動作、入浴、歩行、階段昇降、着替え、排便コントロール、排尿コントロールの 10 項目 100 点満点で評価します。

項目	得点	項目	得点
1　食事		5　入浴	
自立、自助具などの装着可、標準的時間内に食べ終える	10	自立	5
		部分介助または不可能	0
部分介助（たとえば、おかずを切って細かくしてもらう）	5		
		6　歩行	
全介助	0		
		45 m 以上の歩行、補装具（車いす、歩行器は除く）の使用の有無は問わず	15
2　車いすからのベッドへの移動			
自立、ブレーキ、フットレストの操作も含む（歩行自立も含む）	15	45 m 以上の介助歩行、歩行器の使用を含む	10
軽度の部分介助または監視を要する	10	歩行不能の場合、車いすにて 45 m 以上の操作可能	5
座ることは可能であるがほぼ全介助	5		
全介助または不可能	0	上記以外	0
3　整容		7　階段昇降	
自立（洗顔、洗髪、歯磨き、ひげ剃り）	5	自立、手すりなどの使用の有無は問わない	10
部分介助または不可能	0		
		介助または監視を要する	5
4　トイレ動作		不能	0
自立（衣服の操作、後始末を含む、ポータブル便器などを使用している場合はその洗浄も含む）	10	8　着替え	
		自立、靴、ファスナー、装具の装着を含む	10
部分介助、体を支える、衣服・後始末に介助を要する	5	部分介助、標準的な時間内、半分以上は自分で行える	5
全介助または不可能	0	上記以外	0

	項目	得点
9	排便コントロール	
	失禁なし、浣腸、座薬の取り扱いも可能	10
	ときに失禁あり、浣腸、座薬の取り扱いに介助を要する者も含む	5
	上記以外	0

	項目	得点
10	排尿コントロール	
	失禁なし、収尿器の取り扱いも可能	10
	ときに失禁あり、収尿器の取り扱いに介助を要する者も含む	5
	上記以外	0
	合計	

5 DASC−21

　「地域包括ケアシステムにおける認知症アセスメントシート（Dementia Assessment Sheet for Community-based Integrated Care System, 21 items：DASC-21）」[7] は、地域のなかで認知障害や生活障害に気づき、それらを総合的にアセスメントし、本人・家族・多職種間で情報を共有し、必要なサービスを総合的に調整できるようにすることをめざして粟田らが開発した認知症の行動評価尺度です。全国の市区町村に整備されている認知症初期集中支援チームにおいて広く活用されています。合計点が31点以上の場合は「認知症の可能性あり」と判定されます。

		1点	2点	3点	4点	評価項目	
A	もの忘れが多いと感じますか	感じない	少し感じる	感じる	とても感じる	導入の質問（採点せず）	
B	1年前と比べてもの忘れが増えたと感じますか	感じない	少し感じる	感じる	とても感じる		
1	財布や鍵など、物を置いた場所がわからなくなることがありますか	まったくない	ときどきある	頻繁にある	いつもそうだ	記憶	近時記憶
2	5分前に聞いた話を思い出せないことがありますか	まったくない	ときどきある	頻繁にある	いつもそうだ		
3	自分の生年月日がわからなくなることがありますか	まったくない	ときどきある	頻繁にある	いつもそうだ		遠隔記憶
4	今日が何月何日かわからないときがありますか	まったくない	ときどきある	頻繁にある	いつもそうだ	見当識	時間
5	自分のいる場所がどこだかわからなくなることはありますか	まったくない	ときどきある	頻繁にある	いつもそうだ		場所
6	道に迷って帰ってこれなくなることはありますか	まったくない	ときどきある	頻繁にある	いつもそうだ		道順
7	電気やガスや水道が止まってしまったとき、自分で適切に対処できますか	問題なくできる	だいたいできる	あまりできない	まったくできない	問題解決判断力	問題解決
8	1日の計画を自分で立てることができますか	問題なくできる	だいたいできる	あまりできない	まったくできない		
9	季節や状況に合った服を自分で選ぶことができますか	問題なくできる	だいたいできる	あまりできない	まったくできない		社会的判断力

No.	質問					分類	項目
10	1人で買い物に行けますか	問題なくできる	だいたいできる	あまりできない	まったくできない		買い物
11	バスや電車、自家用車などを使って1人で外出できますか	問題なくできる	だいたいできる	あまりできない	まったくできない	家庭外のIADL	交通機関
12	貯金の出し入れや、家賃や公共料金の支払いは1人でできますか	問題なくできる	だいたいできる	あまりできない	まったくできない		金銭管理
13	電話をかけることができますか	問題なくできる	だいたいできる	あまりできない	まったくできない		電話
14	自分で食事の準備はできますか	問題なくできる	だいたいできる	あまりできない	まったくできない	家庭内のIADL	食事の準備
15	自分で、薬を決まった時間に決まった分量のむことはできますか	問題なくできる	だいたいできる	あまりできない	まったくできない		服薬管理
16	入浴は1人でできますか	問題なくできる	見守りや声がけを要する	一部介助を要する	全介助を要する		入浴
17	着替えは1人でできますか	問題なくできる	見守りや声がけを要する	一部介助を要する	全介助を要する	身体的ADL①	着替え
18	トイレは1人でできますか	問題なくできる	見守りや声がけを要する	一部介助を要する	全介助を要する		排泄
19	身だしなみを整えることはできますか	問題なくできる	見守りや声がけを要する	一部介助を要する	全介助を要する		整容
20	食事は1人でできますか	問題なくできる	見守りや声がけを要する	一部介助を要する	全介助を要する	身体的ADL②	食事
21	家の中での移動は1人でできますか	問題なくできる	見守りや声がけを要する	一部介助を要する	全介助を要する		移動

⑥ DBD（Dementia Behavior Disturbance Scale：認知症行動障害評価尺度）

　認知症の行動・心理症状（ＢＰＳＤ：Behavioral and Psychological Symptoms of Dementia）を評価する尺度はいくつかありますが、ここではＤＢＤ[8]を取り上げます。認知症初期集中支援チームにおいては町田らの作成した13項目からなる短縮版[9]が使用されています。

0：全くない　1：ほとんどない　2：ときどきある　3：よくある　4：常にある

1	同じことを何度も何度も聞く。	0	1	2	3	4
2	よく物をなくしたり、置き場所を間違えたり、隠したりする。	0	1	2	3	4
3	日常的な物事に関心を示さない。	0	1	2	3	4
4	特別な理由がないのに夜中起き出す。	0	1	2	3	4
5	特別な根拠もないのに人に言いがかりをつける。	0	1	2	3	4
6	昼間、寝てばかりいる。	0	1	2	3	4
7	やたらに歩き回る。	0	1	2	3	4
8	同じ動作をいつまでも繰り返す。	0	1	2	3	4
9	口汚くののしる。	0	1	2	3	4

10	場違いあるいは季節に合わない不適切な服装をする。	0	1	2	3	4
11	世話をされるのを拒否する。	0	1	2	3	4
12	明らかな理由なしに物を貯め込む。	0	1	2	3	4
13	引出しやたんすの中身をみんな出してしまう。	0	1	2	3	4
	合計					/52

7 認知症高齢者の日常生活自立度

「認知症高齢者の日常生活自立度」は1993（平成5）年に、地域や施設等の現場において、多職種が個々の高齢者の日常生活の自立の程度すなわち介護の必要度を客観的かつ短時間に判定することを目的として作成されました[10]。要介護認定

Ⅰ	認知症を有するが、家庭内・社会で日常生活は自立
Ⅱ	生活に支障ある症状等があるが、他者の注意があれば自立 a：家庭外で、上記の状態がみられる b：家庭内でも、上記の状態がみられる
Ⅲ	日常生活に支障ある症状等があり、介護が必要 a：日中を中心として、上記の状態がみられる b：夜間を中心として、上記の状態がみられる
Ⅳ	日常生活に支障ある症状等が頻繁にあり、常時の介護要
M	著しい精神症状、行動・心理症状（BPSD）等がみられ、専門医療が必要

において使用されるほか、介護保険サービスにおける認知症に関する加算要件や診療報酬における加算要件としても使用されています。

しかし、本尺度は医師と認定調査員による評価の一致率の低さが指摘されています。本尺度が日常生活の障害の程度とBPSDの状態の2軸で評価する尺度であることが一因として考えられます。

そこで、本尺度を右図のように簡素化することにより的確な評価に役立てようという取り組みもあります[11]。

たとえば、BPSDがほと

日常生活活動

認知症の行動・心理症状		自立	家庭外で支障	家庭内で支障	介護が必要	常に介護が必要
	なし	Ⅰ	Ⅱa	Ⅱb	Ⅲa	Ⅳ
	日中を中心	Ⅲa	Ⅲa	Ⅲa	Ⅲa	Ⅳ
	夜間を中心	Ⅲb	Ⅲb	Ⅲb	Ⅲb	Ⅳ
	著しい精神症状等	M	M	M	M	M

んどない状態で、買い物ができない、ATMが使えないなど家庭外での手段的ADLが難しくなるとⅡa、服薬管理など家庭内での手段的ADLが障害されるとⅡb、着替えや入浴など基本的な生活活動に介護が必要になるとⅢa、すべてができなくなって常に介護が必要になるとⅣとなります。しかし、ADLが自立していてもたとえば昼間に徘徊などのBPSDがあればⅢaになり、夜間にあればⅢbということになります。さらに激しい精神症状や身体合併症があって専門的な医療を必要とする場合

はMと評価されます。

引用文献

1）加藤伸司、下垣光、小野寺敦志、他．改訂長谷川式簡易知能評価スケール（HDS-R）の作成．老年精神医学雑誌、2:1339-1347、1991.

2）大塚俊男、本間昭：高齢者のための知的機能検査の手引き．ワールドプランニング、東京、1991.

3）Folstein MF, Folstein SE, McHugh PR. "Mini-mental state". A practical method for grading the cognitive state of patients for the clinician. J Psychiatr Res. 12:189-98, 1975.

4）Lawton MP, Brody EM. Assessment of older people: self-maintaining and instrumental activities of daily living. Gerontologist. 9:179-86, 1969.

5）厚生労働省保険局医療課長・厚生労働省保険局歯科医療管理官．診療報酬の算定方法の一部改正に伴う実施上の留意事項について（別添1の2　別紙様式7の2）．保医発0305第1号、平成30年3月5日

6）Granger CV, Dewis LS, Peters NC, et al. Stroke rehabilitation: analysis of repeated Barthel index measures. Arch Phys Med Rehabil. 60:14-7, 1979.

7）粟田主一、杉山美香、井藤佳恵、他．地域在住高齢者を対象とする地域包括ケアシステムにおける認知症アセスメントシート（DASC-21）の内的信頼性・妥当性に関する研究．老年精神医学雑誌、26：675-686、2015.

8）溝口環、飯島節、江藤文夫、他．DBDスケール（Dementia Behavior Disturbance Scale）による老年期痴呆患者の行動異常評価に関する研究．日老医誌．30:835-840、1993.

9）町田綾子．Dementia Behavior Disturbance Scale（DBD）短縮版の作成および信頼性、妥当性の検討―ケア感受性の高い行動障害スケールの作成を目指して―．日老医誌．49:463-467、2012.

10）厚生省老人保健福祉局長．「痴呆性老人の日常生活自立度判定基準」の活用について．老健第135号、平成5年10月26日．http://www.ipss.go.jp/publication/j/shiryou/no.13/data/shiryou/syakaifukushi/483.pdf

11）国立研究開発法人　国立長寿医療研究センター：認知症サポート医養成研修テキスト．愛知、2018.

③ 認知症が疑われた時の初回診察の流れ

■ 診察を行う前の注意点

　認知症が疑われて診察室を訪れる場合、本人も家族も多かれ少なかれ不安があると思って間違いありません。診察時には不安を和らげることを心掛け、少しでも安心感をもってもらえるように努める必要があります。また、本人は受診を嫌がっていて、家族や周囲の人が説得して診察室を訪れた可能性も少なくありません。そのような場合、初回の診察で受診が途絶えてしまうこともありますので、初回の診察で可能な限り、ある程度の診断の目途をつけること、次回の診療（もしかしたら数年後になってしまうかもしれませんが）に向けて本人・家族との間に良好な関係を築くことが必要です。

　問診はまずは本人から話を聴き、それから家族から話を聴くという順番がよいでしょう。本人から話を聴く際には、自覚的な症状や困りごとの有無、感情（興奮、抑うつ、不安、多幸等）の表出、言語の理解や表現（呂律は回っているか、流暢に話せるか、内容にまとまりはあるかなど）に留意します。家族から話を聴く場合には、本人の前では症状（とくにＢＰＳＤなど）について話せない場合もあり、家族のみから話

を聴く機会を設けたり、家族に問診票や評価指標に記載してもらうなどの対応も状況に応じて必要です。問診の際には「本人の意思はどうか」「誰が何で困っているのか」に焦点を当てながら聴くと課題の明確化につながります。

2 家庭環境・診察の同行者・介護保険サービス利用状況等の聴取

　診断においては必須ではありませんが、初診の際に家族構成を聴いておくと本人・家族を支援していく上で役立ちます。また、来院時に誰と来院したかを確認し、記載しておくことも重要です。さらに介護保険の認定状況、サービス利用といった支援の状況、車の運転をしているかどうかも聴いておきたいところです。

3 既往歴と薬剤の聴取

　初回の診察時にいきなり認知症に関する病歴を聴取することは、本人が意に反して診察室に来ている可能性もあることを考えると、あまりよい方法とはいえません。既往歴であれば本人に多少の認知障害があっても話ができ、身体疾患に関しては本人・家族ともあまり抵抗なく話せるため信頼関係を築く上でも有効です。とくに糖尿病や高血圧症、脳梗塞、悪性腫瘍、呼吸器疾患、心疾患、肝疾患等の認知機能に影響を与える可能性がある疾患や治療状況について把握しておくことは重要であり、必要な検査の選択にも役立ちます。また、使用している薬剤を適切に把握し、認知機能に影響を与える可能性がある向精神薬や抗コリン薬などの服用がないか確認しておく必要があります。

4 認知症に関する問診の具体的内容

　一口に「もの忘れ」と言ってもその意味する症状は多様です。認知症を疑い受診された際の症状の具体的な内容としては「同じことを言ったり聞いたりする」「置き忘れやしまい忘れが多くなった」などがもっとも多いのですが、チェックリスト（表1）を使用し、症状をより明確に把握する方法もあります。
　認知症が疑われた人の初回診察を進めていく上で考えることは「認知障害があるかどうか」「日常生活に支障があるかどうか」の2点です。
　認知障害については本人・家族の問診で判断する場合もありますが、たとえば家族から「同じことを言ったり聞いたりする」という訴えがあった場合に、その頻度を聴取することが重要となります。たまにある程度であれば病的とは判断しにくく、頻繁にある場合は病的な記憶障害がある可能性が高いと判断できます。ただし、頻繁（1時間に何回も）に同じことを言ったり聞いたりする場合であっても記憶障害だけではなく、本人の不安な思いが反映されている場合もあるため客観的な評価とはいえない場合もあります。そこでHDS-RやMMSEといった簡易知能評価尺度を使用する

表 1 ■国立長寿医療研究センターもの忘れ外来で初診時に使用しているチェックリスト

1. 同じことを言ったり聞いたりする。	10. 財布などを盗まれたという。
2. 物の名前が出てこなくなった。	11. ささいなことで怒りっぽくなった。
3. 置き忘れやしまい忘れが目立ってきた。	12. 蛇口、ガス栓の閉め忘れ、火の用心ができなくなった。
4. 薬の管理ができなくなった。	13. 複雑なテレビドラマが理解できない。
5. 以前はあった関心や興味が失われた。	14. 料理の手順が悪くなった。
6. だらしなくなった。	15. 機械の操作が覚えられない、使いこなせない、使い方を忘れる。
7. 日課をしなくなった。	16. 思考が遅くなった、判断力が落ちた。
8. 時間や場所の感覚が不確かになった。	17. 夜中に急に起き出して騒いだ。
9. 慣れたところで道に迷った。	18. 幻覚を見る。

ことで、本人や家族の主観に左右されない評価が可能となり、記憶や見当識、言語など認知機能のどの領域が障害されているかを判断しやすくなります。ただし、認知障害のある人が簡易知能評価尺度で評価を受けることは心理的な負担が大きいことへの配慮は必要です。

　日常生活に支障があるかどうかは本人の生活をよく知る家族からの情報で判断します。本人がひとりで来院している場合は本人からの情報で判断するほかは方法がありませんが、とくに認知症の場合に日常生活の支障の有無や程度は本人と家族の評価が一致しない場合が少なくありませんので、本人の生活をよく知る家族や周囲の人にも来院してもらうように本人にお願いしたほうがよいでしょう。

　症状が常に一定であるのか、一時的であるのか、変動するのか、また症状が出現してから悪化しているのか、変わらないのか等を聴いておくことは診断に有用です。レビー小体型認知症では症状の変動が特徴のひとつにありますし、夜間や夕方のみ症状が出現して翌朝にはまったく覚えていないなどの場合はせん妄を考える必要があります。また、症状が一過性に出現して消失する場合は、てんかんの可能性も念頭に置く必要があります（35 頁のコラム参照）。

　そのほかに、便秘や立ちくらみと言った自律神経症状、食事（食欲低下や過食など）や睡眠（不眠はないか、夜間に大きな寝言を言ったり、体を動かすことはないか等）について聴いておくことも診断する上で有用な場合があります。

5 神経学的所見

　専門医でなければ詳細な神経学的所見を取ることは現実的ではありません。しかし、

診察室での観察から診断に役立つ情報は得ることができます。

　診察室に入ってくるときに、安定したスムーズな歩き方かどうか、極端に遅くないか、杖をついていたり、シルバーカーを使用しているかを観察し、カルテに記載します。また、歩行障害が明らかな場合、整形外科疾患（変形性膝関節症や脊柱管狭窄症など）や脳血管障害などの既往症がないか、いつから歩行障害があるかを聴取しておく必要があります。表情が抑うつ的でないか、仮面様でないかも見ておきたいところです。診察中の意識状態の観察も必要で、傾眠傾向がみられる場合はレビー小体型認知症やせん妄、薬剤の影響などの可能性を考える必要があります。

6 認知症の原因疾患の特定

　認知障害があり、日常生活に支障があれば認知症の可能性が高いと判断し、その原因疾患の検索を行います。治療によって回復が可能な疾患を見逃さないためにビタミンＢ群、甲状腺機能、梅毒等について検査を行い、また、慢性硬膜下血腫や脳腫瘍、正常圧水頭症等の鑑別も含めて頭部ＣＴ又はＭＲＩ検査を実施しておくことが勧められます（もの忘れを主訴として来院され、簡易知能評価尺度が正常で日常生活に支障がなくても画像検査にて慢性硬膜下血腫や脳腫瘍等を認める場合も稀にあるので注意は必要です）。

　診断基準の多くの部分は問診から得られる情報に基づいて判断しますので、原因疾患の特定の上でも問診が重要となります。

コラム　認知症とてんかん

　「うちのおじいちゃんに、最近、認知症の症状が出てきました」

　このような主訴で訪れる患者さん、ご家族を時おり見かけます。よく聴いてみると、「今までは、年の割に元気にしてくれていたのに、最近、時々、ぼんやりとした表情になって、話しかけても返事をしなくなることがあります。その間は、口をモグモグとさせたり、どこかをじっと見つめながら、手を落ち着きなく動かしたりします」と家族が訴えられます。ご本人に確認すると、「家族は自分が時々変な行動をとると言うのですが、まったく覚えていません。確かに、最近、記憶力が落ちてきたように思います」と話されます。

　このような患者さんが訪れた場合、通常の認知機能検査（HDS-R、ＭMSE など）をしていただくとともに、是非、高齢発症のてんかんを疑って、詳しく問診を行ってください。

　てんかんというと、子どもまたは若い年齢の人に多く、全身の痙攣を伴う印象をおもちのことと思います。実は、高齢になっててんかんを初発する症例は少なくなく、65歳以上の人におけるてんかんの有病率は１％を超えると推定されています。また、

高齢初発てんかんの特徴として、痙攣を伴わない意識減損発作の病型が多く、口をモグモグ動かしたり、目的のはっきりしない動作を繰り返す自動症、動作が停止したり、一点を凝視する等の精神運動発作の病型をとり、発作は1〜5分程度で治まりますが、発作後、数時間またはそれ以上、もうろうとした状態が続くこともあります。この間の記憶が失われてしまいますので、顕著なもの忘れとして認知症の始まりと見間違えられてしまうわけです。

　このような症状をもつ患者さんを診られた際、詳しく問診をしていただき、高齢初発てんかんが疑われる場合、脳波検査をお勧めください。側頭葉に焦点をもつ局在性てんかんの病型が多く、脳波検査で同部位を中心に発作波が確認されれば、診断が確定します。また、通常の脳波検査では発作波が確認できないケースもあり、睡眠脳波などの精密検査を行うこともありますが、ご家族の観察から、上記エピソードが繰り返し認められる場合は、臨床症状からてんかんと診断して薬物療法を試みていただくことも重要です。高齢初発てんかんの多くは、比較的少量の抗てんかん薬（部分発作に有効性をもつ種類のもの）が著効を示す例がしばしばあります。

　一方、すでに認知症と診断された人においても、新たに上記のてんかんを併発することもあります。アルツハイマー型認知症、レビー小体型認知症ともに、十数％の比率でてんかんを併発すると言われています。すなわち、認知症の診断が確定して治療を行っている患者さんにおいても、常にてんかんの症状が併発していないかについて、日頃の診療のなかで、ていねいに問診していただくことが重要です。

　最後に、高齢者てんかんに早く気づくもうひとつの重要性に、自動車運転の問題があげられます。改正道路交通法により、認知症をもつ人は運転免許が与えられないことになりましたが、てんかんについても発作が2年間抑止されている場合等を除いて運転は禁止（免許が停止）されます。ここで、てんかんが高齢になって初発した場合、自分で症状に気がつかないで運転を継続しているケースもありますので、てんかんと診断した患者さんについて、必ず自動車運転の有無をよく確認していただき、もし症状が続いているにもかかわらず、運転を続けているケースには、運転の中止を強く指導していただくことが重要です。　　　　　　　　　　　　　　　　　（渡辺 憲）

 専門医との連携

　認知症は common disease であり、認知症の人が生活する地域や家族を知っているかかりつけ医が継続的に診療に当たり、包括的に支援していくことが望ましいといえます。

　どのような場合に専門医療機関への紹介を考慮するかについては、その地域にある専門医療機関の状況（受診のしやすさ、診療科、入院設備の有無等）によります。以

下に専門医療機関に紹介することが望ましい状態とその理由につき概説します。

1 認知障害が急性に発症している

　認知障害が急性に発症している場合や麻痺、呂律不全、発熱、痙攣のいずれかを伴っている場合、意識障害との区別がつかない場合には脳血管障害や髄膜炎、脳炎、てんかん、せん妄などの可能性があり、必要に応じて頭部MRI、髄液検査、脳波検査などの検査を行い、診断を踏まえた治療を開始する必要性がありますので、認知症の専門医療機関または神経内科や脳神経外科のある医療機関への迅速な紹介が必要です。

2 症状が急速に進行する

　症状が急速（数日から数週間くらいのペース）に進行する場合は、脳血管障害、脳腫瘍、慢性硬膜下血腫（図1）、クロイツフェルト・ヤコブ病などの疾患の可能性があるため、神経内科や脳神経外科のある医療機関への紹介が必要です。クロイツフェルト・ヤコブ病の多くは頭部MRI検査（拡散強調画像）で典型的な所見（図2）を呈し、診断そのものはそれほど難しくはありませんが、症状が急速に悪化し、有効な治療法がないため、本人・家族の不安や苦悩も大きく専門医療機関で十分な心理的サポートを行いながら対応することが必要です。

図1■慢性硬膜下血腫のCT画像

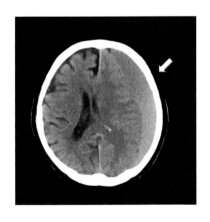

図2■クロイツフェルト・ヤコブ病の　　MRI拡散強調画像

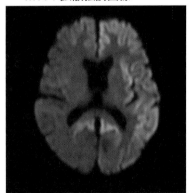

3 認知障害が軽度・日常生活に支障がない

　認知障害が軽度である場合や認知障害があっても日常生活に支障がない（軽度認知障害）場合、専門医であっても問診や診察だけでは診断が難しい場合が少なくありません。詳細な神経心理検査や頭部MRI、脳血流シンチグラフィー等の検査を行う必要がある場合もありますので専門医療機関への紹介が推奨されます。現在、アルツハ

イマー型認知症の治療薬の臨床試験の対象がこれまでよりも軽度の認知症や軽度認知障害の人へと移っており、臨床試験を行っている専門医療機関でこのような軽度の人に対して積極的な診療を行っています。

④ 若年性認知症

65 歳未満で発症する認知症（若年性認知症）の場合、認知障害や日常生活の支障が比較的軽い状況で受診することも多く、専門医でも診断が難しい場合が少なくありません。また、若年性認知症の場合には高齢者とは異なる生活上の問題（経済的に困窮しやすい、本人の苦悩が大きい、家族の介護負担が大きい等）があり、就労継続支援や障害者手帳、障害年金など必要な支援が多岐にわたることが多いため、若年性認知症の人への支援の経験が豊富な専門医療機関への紹介が望ましいといえます。

⑤ 行動障害型前頭側頭型認知症

脱抑制や常同行動など典型的な症状を示す場合、行動障害型前頭側頭型認知症の診断はそれほど難しくありませんが、ＨＤＳ－ＲやＭＭＳＥのような簡易知能評価尺度では認知障害を把握できないことが多く、また非典型例では専門医であっても診断に苦慮する場合もあります。また、典型例で診断は比較的容易であってもその後の対応は難しいことが多く、診療を専門医療機関に依頼してもよいと思われます。

⑥ 言語障害型前頭側頭型認知症・言語障害の強いアルツハイマー型認知症

「人や物の名前が出てこない」などの言語の障害を主訴として受診した場合、年齢相応の認知機能の場合もありますが、時に言語障害型前頭側頭型認知症やアルツハイマー型認知症の症状の一部の場合もありますので注意が必要です。日常生活の支障は軽度であっても、スムーズに言葉が出てこない、言い間違いが多い、人の話を十分に理解できない、ＨＤＳ－Ｒでの野菜の列挙が著しく困難などの場合は言語に関する詳細な評価が必要であり、症状に応じて言語訓練の実施が望ましい場合もあるため、専門医療機関に紹介することが勧められます。

⑦ ＢＰＳＤが高度の場合

抑うつや興奮などＢＰＳＤが高度で本人の苦悩や家族の介護負担が大きい場合、とくに自殺企図や暴力などがみられる場合には専門医療機関や精神科のある医療機関への紹介を考慮しましょう。

8 歩行障害を伴う場合

　認知障害に歩行障害を伴う場合、正常圧水頭症（図3）、慢性硬膜下血腫、血管性認知症、レビー小体型認知症、皮質基底核変性症、進行性核上性麻痺などの可能性があります。治療により症状の改善が期待できる場合もありますので、変形性膝関節症や脊柱管狭窄症などの歩行障害の原因が明らかではない場合には、専門医療機関や神経内科や脳神経外科のある医療機関への紹介について検討しましょう。

図３■特発性正常圧水頭症のＭＲＩ冠状断像

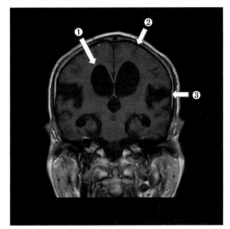

①脳室拡大、②高位円蓋部脳溝の狭小化、
③シルビウス裂の開大
認知障害、歩行障害、尿失禁を呈した。

第3章 認知症の治療と症状への対応

池田 学

2013（平成25）年には米国精神医学会から「Diagnostic and Statistical Manual of Mental Disorders, Fifth Edition（ＤＳＭ－５）[1]」が刊行されました。また、わが国では、2017（平成29）年に関連6学会から「認知症疾患診療ガイドライン2017[2]」が出版されました。本章では、両者に準拠しつつ、より日常診療に即した認知症の診断法（疾患別の特徴）と治療法について概説します。

① 診断

認知症の診断には、同じ会話のなかで同じ内容の話を繰り返すといった記憶障害、物の名前よりも「あれ」「それ」などの一般的な代名詞が多くなり、友人などの名前が思い出しにくくなるといった言語の障害、複数の刺激（テレビ、ラジオ、会話）のある環境で気が散る、2つの仕事を同時にできないといった複雑性注意の障害などの認知障害を捉え、それらによって日常生活に支障をきたしていることを確認する必要があります。

その際、第2章で詳述されているように病歴の聴取、診察がもっとも重要であり（表

表1■診察手順

a. 患者本人の主訴を確認する（来院理由などを尋ね病識の有無をチェック）。 　＊）名札を見せながら自己紹介をして、できれば名札を患者に確認しながら机の引き出しなどに隠す。鉛筆など3つの物品を覚えてもらい、隠してもよい。 b. 神経学的診察を実施する。局所神経徴候の他、手首の固化徴候などでパーキンソン徴候を確認することと、手指の模倣などで、視覚構成障害を確認することが重要である。 c. 診察者の名前、名札を隠した場所（あるいは隠した物品）を質問し、記憶障害の有無を確認する。 d. 家族ないし介護者からの病歴聴取。できれば、患者は血液検査や認知症のスクリーニング検査に導入し、患者のいない場面設定で実施する。経過（急性か階段状か緩徐か）、発症してからの期間、初発症状、幻覚・妄想、徘徊などの精神症状や行動障害の有無（診察場面での観察と合わせて整理する）、介護負担を確認する。脳血管障害の危険因子の有無と介護保険利用の有無も確認しておく。 e. 火の元の管理や自動車の運転、服薬管理など重大な危険を伴う事項については速やかに家族指導を実施しておく。

1）、さらに血液検査、神経画像、神経心理学的検査の結果も合わせて、診断を検討することになります。また、第2章で述べられているように、せん妄やうつ病など、認知症と類似の状態像の除外診断がきわめて重要です。

認知症の原因疾患の鑑別ポイント[3]

① 根本的治療の可能性がある認知症

　根本的な治療の可能性がある認知症（treatable dementia）は、認知症の10～15%あるといわれています。認知症を疑った場合、まずこの根本的な治療の可能性がある認知症を鑑別します。治療の可能性がある認知症は発症からの経過が短く（図1）、迅速な対応を要する場合が多いので、診断に迷う場合も専門医を紹介します。慢性硬膜下血腫や特発性正常圧水頭症、脳腫瘍などの脳外科的疾患の診断には、頭部ＣＴないしＭＲＩ検査が必須です。

①慢性硬膜下血腫
　受診前、2～3週から1～2か月の間に急速な症状の悪化を認める場合は慢性硬膜

図1■慢性硬膜下血腫、アルツハイマー型認知症、血管性認知症の経過

- - - - 慢性硬膜下血腫
- ‒ - ‒ アルツハイマー型認知症
──── 血管性認知症

近時記憶障害

時の失見当識

構成障害

認知機能低下
行動障害
歩行障害
傾眠傾向

軽度

認知機能障害

重度

歩行障害

意欲低下

構音障害

記憶障害

失禁

経過

血管性認知症は階段状に進行することが多いが、症状の出現順序は代表的なものを例示している。

下血腫を疑い、速やかに頭部ＣＴ検査を実施すべきです。出血が続いている場合は、ＣＴでの吸収度が異なります（図２）。局所神経症状や意識障害を呈することが多くなります。他の認知症にもしばしば合併するので、アルツハイマー型認知症など経過観察中の認知症患者の症状が急速に悪化している場合も、慢性硬膜下血腫を疑います。抗血栓療法中の患者にも合併しやすいといわれています。

図２■慢性硬膜下血腫の単純ＣＴ像

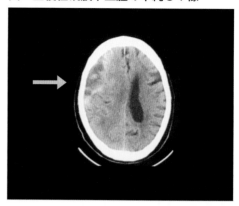

　最近の転倒や頭部打撲の既往を介護者からていねいに聴き取る必要はありますが、転倒のエピソードを確認できないことも多いでしょう。頭蓋内圧亢進症状などを伴う場合は、血腫除去術の適応となるので、直ちに脳神経外科に紹介する必要があります。

②正常圧水頭症

　正常圧水頭症では歩行障害、失禁、記憶障害の出現が診断の手がかりになりますが、比較的軽症の認知症でこれら３症状がそろうことの方が稀です。歩行速度が遅くなっていないか、方向を変えたときにふらつかないか、失禁はなくても頻尿はみられないかを介護者に確認することが重要です。

　明らかな原因のない特発性正常圧水頭症と、くも膜下出血や髄膜炎、頭部外傷後などに生ずる二次性正常圧水頭症に分類されます。海馬を中心とした側頭葉内側部の萎縮がみられてもアルツハイマー型認知症と決めつけず、シルビウス裂の開大や高位円蓋部の脳溝の狭小化に注目します（図３）。「ｉＮＰＨ特発性正常圧水頭症診療ガイドライン[4)]」では、診断のポイントとして上記の３症状、脳室拡大に加

図３■特発性正常圧水頭症（左）とアルツハイマー型認知症（右）のＭＲＩ画像の比較

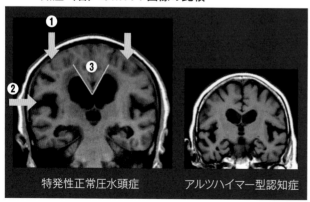

特発性正常圧水頭症　　アルツハイマー型認知症

①高位円蓋部の脳溝、くも膜下腔の狭小化
②シルビウス裂の拡大
③脳梁角の減少

えて、円蓋部脳溝の狭小化－シルビウス裂の開大という特徴的なＭＲＩ画像所見（disproportionately enlarged subarachnoid-space hydrocephalus: ＤＥＳＨ）を重視しています。少量短期間の脳脊髄液排除試験（タップテスト）で、3症状のいずれかが改善する場合は、ＶＰシャント術やＬＰシャント術などの手術による症状改善も期待できます。特発性正常圧水頭症を疑った場合は、認知症の専門医に紹介して手術適応を検討します。

③脳炎など

脳炎、とくにヘルペス脳炎の診断には、記憶障害や性格変化などの急激な発症と、血清・髄液抗体価やＭＲＩ所見が重要になります。甲状腺機能低下症、ビタミンＢ$_1$欠乏症、ビタミンＢ$_{12}$欠乏症、葉酸欠乏症などの鑑別には、生化学検査を行います。これらの治療は、甲状腺ホルモンやビタミンの補充です。甲状腺機能低下症は、うつ症状、記憶障害、意欲低下などとともに、び慢性の甲状腺肥大、徐脈、浮腫などがみられるので、全身の診察が重要になります。

２ ４大認知症の鑑別

アルツハイマー型認知症と血管性認知症、レビー小体型認知症、前頭側頭型認知症は４大認知症と呼ばれています。

アルツハイマー型認知症と血管性認知症は、両方合わせると全認知症患者の70％以上を占めるので、認知症の鑑別診断のなかでは、もっとも重要です。これらに該当しない場合は、レビー小体型認知症や前頭側頭型認知症も念頭に置いて診察を進めていきます。

①アルツハイマー型認知症（表２）

潜在性に発症し、緩徐に進行します（図１→41頁）。近時記憶障害で発症するこ

表２■早期のアルツハイマー型認知症診断のために家族や本人に確認するポイント

- 最近、同じ内容の事柄を繰り返し尋ねることはないか。
- ２つの仕事を同時にする（たとえば、電話に対応しながら調理をする）ことが難しくなっていないか。
- 鍋焦がしが目立ってきていないか。
- 冷蔵庫に同じ品物が溜まっていないか。
- 捜し物をしていることが多くなってきていないか。
- 診察日や予約時間を間違うことが増えていないか。
- 薬の飲み忘れや飲み間違いが増えていないか。
- 小銭が財布に溢れていないか。
- たまにしか訪れない場所で、迷子になったことはないか。運転中に道に迷ったことはないか。

とが圧倒的に多く、進行に伴い見当識障害や頭頂葉症状（視空間認知障害、構成障害）が加わります。実行機能の障害（調理などの段取りが悪くなるなど）も早期からみられることが多いです。社会性が保たれていることが多く、場合わせ、取り繕い反応が目立ちます。早期から局所神経症状を認めることは少ないでしょう。比較的早期から、物盗られ妄想が認められる場合があります。他の認知症と同様、進行に伴いアパシー（発動性の低下・無関心）が次第に目立つようになります。

　軽度認知障害（MCI:Mild Cognitive Impairment）のレベルでは病識も保たれ、単独で受診することもあるので、慎重な対応が必要です。たとえば、生活は完全に自立しているものの大事な約束を忘れてしまうなど、少しでも認知症が疑われる場合には、念のため専門医に紹介するなど、せっかくの受診の機会を無駄にしないような配慮が求められます。また、服薬管理は、この段階から困難になってくる場合もあるので、十分指導をしてください。

　若年性（65歳までに発症した）アルツハイマー型認知症の場合は、記憶障害が比較的目立たず、失語や視空間認知障害などの巣症状、抑うつなどが前景に立つ例もあり、より慎重な診断が求められます。若年性アルツハイマー型認知症に抑うつが合併した場合、年齢的にもうつ病との鑑別が問題となります。

　病初期のCT所見としては側脳室下角の開大（図4）、MRI所見としては海馬を中心とする側頭葉内側領域の萎縮、進行性のび慢性脳萎縮が重要な画像所見です。ただし、若年性アルツハイマー型認知症の場合は、ある程度進行するまでこのような脳萎縮が目立たないことも多く、SPECTなどの脳機能画像により後部帯状回や側頭頭頂葉の血流低下を確認することが重要です。

図4■アルツハイマー型認知症の頭部CT像

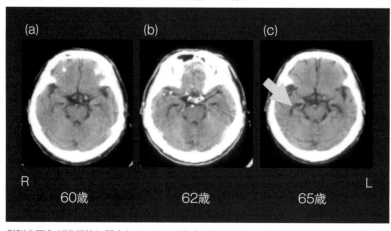

側脳室下角が進行性に開大している。62歳時はMCIレベル。
65歳には早期アルツハイマー病の診断を受けた。

②血管性認知症（表3）

　脳血管障害の後遺症で認知症に至った状態を、血管性認知症といいます。したがって、大脳皮質連合野あるいは大脳辺縁系を冒す単一あるいは複数の皮質梗塞では、脳卒中のエピソード後に認知機能が低下していれば、強く疑うことができます。比較的軽症例では、突然ろれつが回らなくなったり、手足に力が入らなくなったりしたことがないかも確認する必要があります。

　皮質−皮質下回路の要を損傷するような皮質下小梗塞は、小さな単一の脳梗塞だけで重篤な認知障害を起こすので注意が必要です。代表的な例は、視床梗塞です（図5）。複数の梗塞による場合は、脳卒中発作後に発症し、階段状に進行します（図1→41頁）が、多発性ラクナ梗塞やビンスワンガー病といった深部白質の虚血性病変（小血管病）（図6）によるものは、脳卒中発作との関連がはっきりせず、緩徐に進行することが多くなります（わが国では、このタイプが多いといわれています）。局所神経症状を認めることが多いので、診察には神経学的診察が欠かせません。脳梗塞や脳出血の危険因子（高血圧症、糖尿病、脂質異常症、大量飲酒など）を有することが多いといえます。血管障害による病変の数、大きさ、場所によって症状は多彩ですが、アパシー

表3■早期の血管性認知症診断のために家族や本人に確認するポイント

- ある日突然、もの忘れが悪化したり、言葉が出にくくなったり、手足に力が入りにくくなったりしたことがないか。
- 高血圧や糖尿病、脂質異常症を指摘されたり、治療を受けたことはないか。治療を受けている場合は、主治医の指示通り服薬しているか。
- 好きだった趣味に興味を示さなくなったり、自宅に引きこもったり、テレビを見ながら臥床がちになったりしていないか。

**図5■血管性認知症（視床梗塞）のMRI画像（左）と
　　　PET画像（右）**

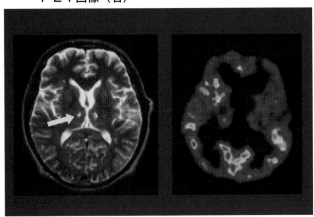

著明な前向健忘と20年に及ぶ逆向健忘、
アパシー、脱抑制を呈した。

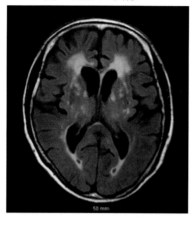

図6■血管性認知症（皮質下虚血性）のMRI画像

多数のラクナ梗塞と脳室周囲の白質変化を認める。軽い記憶障害、注意障害、アパシーを呈した。

と実行機能障害が多くに認められます。活動の低下によって生じる廃用症候群は単独でも出現しますが、しばしば認知症、とくに血管性認知症によっても生じ、認知障害をさらに増悪させます。

　認知症患者の形態画像（ＣＴやＭＲＩ）上に脳梗塞などの血管障害を認めたとしても、血管性認知症とはかぎりません。アルツハイマー型認知症やレビー小体型認知症にラクナ梗塞や白質変化が合併していることもしばしばあります。重要なことは、画像上の血管病変が認知機能障害の発現に寄与しているかどうかを慎重に検討することです。

③レビー小体型認知症（表４）

　アルツハイマー型認知症、血管性認知症に次いで多く、認知症の少なくとも10％以上を占めると考えられます。発症と進行は緩徐で、認知障害もアルツハイマー型認知症に似ています。異なる点は、記憶障害が比較的軽度で、実行機能障害、視空間認

表４■早期のレビー小体型認知症診断のために家族や本人に確認するポイント

- 時間帯や日によって様子が変わることはないか。しっかりしているときと、ボーッとして反応が鈍いときがないか。
- 歩く速度や体の動きが遅くなってきていないか。
- 家族には見えないのに、亡くなった家族、子ども、動物、虫が見えるということはないか。木の枝がヘビに見えると言ったり、ハンガーに掛かった洋服がヒトに見えると言ったりすることはないか。
- 家族を誰か違う人と間違うことはないか（たとえば、夫を亡くなった父親と間違う）。
- 屋根裏に誰か住んでいる、玄関に誰か来ていると訴えることはないか。
- 転びやすくなっていないか。
- 大声の寝言や眠っているときの激しい体の動きがみられないか。

図7■パレイドリア刺激（文献5より）

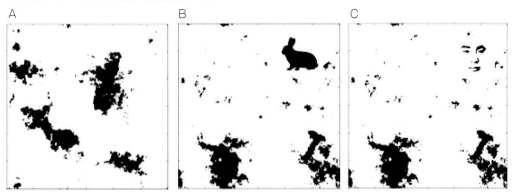

レビー小体型認知症は意味のない表象に意味を求める傾向がある。パレイドリアは、顔がないノイズ画像に対して「顔がある」と答えた場合と、顔があるノイズ画像で顔がある場所と異なる場所に「顔がある」と答えた場合。

表5■Sleep Talking Questionnaire（寝言チェック）（文献6より改変）

- 患者さんは寝言がありますか？（寝言は月に1回以上、10秒以上続く寝言があった場合は「寝言あり」とする）
- 患者さんは大きな声の寝言がありますか？（隣の部屋にいても寝言が聞こえる場合を「大きな声の寝言がある」とする）

知障害や構成障害は早期から目立つことが多いということです。すなわち、前日のデイサービスで旅行に行ったことなどを思い出せる人が、立方体の模写すらできないこともあります。

　また、注意機能をはじめとした認知機能が激しく変動することも特徴です。状態のよいときは認知症の存在を疑う程であっても、悪いときにはその場では認知症の有無の判定すら困難な、せん妄と言わざるを得ない状態となります。数分、数日、あるいは数か月単位で症状が変動します。

　また、鮮明で生々しい幻視（人、小動物、虫など）が特徴的です。ハンガーに掛かった服がヒトに見えたりする錯視もしばしばみられます。錯視を人為的に誘発するパレイドリア刺激やレム睡眠行動異常症の簡易評価を用いたスクリーニング検査も開発されています（図7[5]）。

　パーキンソン症候が、認知障害の出現する前からみられることもあれば、認知障害が目立ってきたあとに出現することもあります。典型的な振戦は比較的少なく、筋固縮や姿勢反射障害の目立つことが多いといわれています。

　レム期（夢を見ている時期）に、大きな寝言や叫び声をあげたり、手足を動かしたりするレム睡眠行動異常症や過眠などの睡眠障害もしばしばみられます。レム睡眠行

動異常症の簡易評価を用いたスクリーニング検査も開発されています（表5[6]）。

　なお、嗅覚障害、便秘や起立性低血圧などの自律神経症状、レム睡眠行動異常症、うつ病などが認知機能の低下に先行することもしばしばあります。誤認妄想（夫を亡くなった父親と間違うなど）や嫉妬妄想もみられることが多いといえます。

　海馬を含め脳萎縮は目立たないことも多く、形態画像（ＣＴやＭＲＩ）に特徴的な

図8■レビー小体型認知症の 3D SSP 123 Ⅱ MP SPECT 像

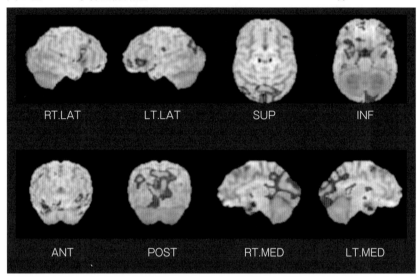

両側後頭葉の血流低下が認められる。

図9■レビー小体型認知症とアルツハイマー型認知症のＭＩＢＧ心筋シンチグラフィー後期像の比較

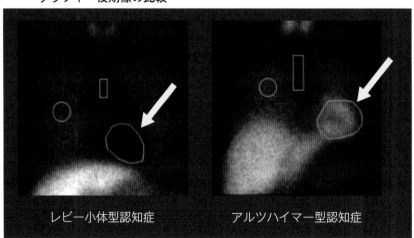

レビー小体型認知症患者ではＭＩＢＧの顕著な取り込み低下を認める。

所見はありません。ＳＰＥＣＴでは後頭葉の血流低下を認めますが（図8）、感度は50 ～ 60％程度です（したがって、後頭葉の血流低下がないからといって、レビー小体型認知症を否定できるわけではありません）。ＭＩＢＧ心筋シンチグラフィーは、より感度が高いと考えられていますが（図9）、一部の抗うつ薬などの併用薬に注意する必要があります。ドパミントランスポーター（ＤＡＴ）ＳＰＥＣＴも、アルツハイマー型認知症との鑑別には有用で、レビー小体型認知症の診断精度を高めることができます。

　幻覚や妄想に対する抗精神病薬に過敏性があり重篤な錐体外路症状を引き起こす可能性があります。一方、パーキンソン症状に対する治療薬は、幻覚や妄想を悪化させることがあるため、レビー小体型認知症を疑った場合は、診断と初期治療までを専門医に委ねるという方法もあるでしょう。

④前頭側頭型認知症（表6）

　古典的なピック病が中核群です。発症と進行は緩徐で、多くは初老期（65 歳まで）に発症します。進行性であることは、一部症状が重なる成人の発達障害や強迫性障害との鑑別に重要です。前頭葉に病変の主坐がある行動異常型前頭側頭型認知症（ｂｖＦＴＤ）では、人格変化（脱抑制）、常同行動（時刻表的生活・滞続言語・反復行動）や食行動異常（過食・嗜好の変化）などの行動異常が前景に立ちます。診察中に鼻歌を歌ったり、関心がなくなると診察室や検査室から勝手に出て行ったりします。社会のルールを守ることができず（周囲の反応にも関心がなく）、信号無視や高速道路の

表6■前頭側頭型認知症の診断のために家族や本人に確認するポイント

- 電車待ちの列に割り込む、葬式中に大声で笑うなど社会的なマナーの低下はないか。
- 家族の病気や自分の服装、社会の出来事に対して極端に無関心になっていないか。
- 毎日、同じコースを散歩していないか。同じメニューの食事に固執していないか。時刻表のように毎日のスケジュールが決まっていないか。
- 甘いものや辛いものを好むようになっていないか。味付けが濃くなっていないか。過食傾向はないか。
- 簡単な言葉（名詞、特に固有名詞）の意味がわからなくなってきていないか。

用語解説 ....

前頭側頭型認知症●前頭側頭型認知症（ＦＴＤ）は、人格変化や行動障害、言語障害を主徴とし、大脳の前方部（前頭葉、前部側頭葉）に病変の主坐を有する、変性性認知症を包括した疾患概念です。前頭側頭葉変性症（ＦＴＬＤ）は、神経病理学ないし分子生物学的視点から記載する場合にのみ使用されるようになってきています。
　行動異常型前頭側頭型認知症（ｂｖＦＴＤ）、意味性認知症（ＳＤ）、進行性非流暢性失語（ＰＮＦＡ）の3つの臨床サブタイプに分類されています。

逆走など危険な運転行動がしばしばみられますので、診断がつけば直ちに運転のリスクを伝え、中止するように指導することが重要です。

一方、初期には記憶障害や視空間認知障害はあまり目立ちません。幻覚や妄想を呈することも少ないといえます。行動障害が目立つアルツハイマー型認知症やレビー小体型認知症がしばしば前頭側頭型認知症と誤診されていますが、発症年齢を考慮した上で、これらの出現しにくい症状を合わせて検討すれば、診断は比較的容易です。

ＣＴやＭＲＩで、前頭葉や側頭葉前方部の限局性のナイフの刃状の萎縮を認めることが多いといえます（図 10）。ＳＰＥＣＴやＰＥＴでも、同部位の血流・代謝の低下を認め、萎縮が比較的目立たない場合は、機能画像の所見がとくに重要です。

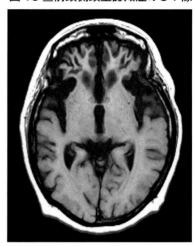

図 10 ■前頭側頭型認知症のＣＴ像

58 歳　女性。脱抑制、常同的炊事行動、時刻表的生活などを認めた。

側頭葉に病変の主坐がある意味性認知症は、比較的早期からｂｖＦＴＤ 同様の行動障害を呈するとともに、単語の呼称障害と理解障害を中心とする語義失語が早期から目立ちます。たとえば、＜利き手はどちらですか？＞と尋ねると「え、ききてって何ですか」と答えるような理解障害が目立ちます。包丁や時計といった日用物品を呼称できず、複数の物品のなかから指し示すこともできません。このような失語（意味記憶障害）を本人や家族が"もの忘れ"と訴えて受診することも多いので、注意が必要です。通常は、左右差のある側頭葉前方と底面の限局性萎縮が目立ちます。早期には、アルツハイマー型認知症と誤診されていることが多いので、注意が必要です。

 治療と対応

① 治療の目標

アルツハイマー型認知症などの変性疾患による認知症には根治療法がないため、自宅や施設でのＱＯＬを維持するための支援が目標となります。したがって、妄想、徘徊、不眠、暴力など認知症に伴う行動・心理症状（ＢＰＳＤ：Behavioral and Psychological Symptoms of Dementia）への対応がきわめて重要です。介護サービスなどを積極的に利用して、身体的不活発や精神的不活発による廃用症候群を予防します。

抗認知症薬などの投与を検討する前に、診断も含め診察結果と日常生活上の注意事

表7■患者・家族への説明のポイント

1. 正確な診断と、疾患別の適切な治療やケアが必要である。早期に診断できれば、治療可能な認知症や進行予防が可能な認知症もある。進行性の認知症も、早期からの適切な治療やケアにより、自宅での生活を長い間維持することは可能である。
2. とくに血管性認知症の場合は、高血圧症、糖尿病、脂質異常症など血管障害の危険因子の内科的管理が重要である。自発性や意欲の低下に対しては、デイサービスやデイケアの利用などで対応し、廃用症候群を予防する。
3. アルツハイマー型認知症などによる進行性の認知症は、進行した場合の介護体制を考えておくなど、将来の対応をあらかじめかかりつけ医やケアマネジャーに相談しておくとよい。
4. （特に独居の場合は）服薬管理、自動車運転、火の取り扱い、悪徳商法による勧誘などの危険性について十分説明し、早急に対策を立てるように指導する。
5. 初期に診断できた場合は、当事者に対して本人の望む介護環境（在宅か施設入所かなど）や終末期の対応（胃瘻など）などを、可能な範囲で介護者も交えて話し合っておく。（第5章⑦の「ACP」を参照）

表8■認知機能低下を誘発しやすい薬剤

向精神薬	向精神薬以外の薬剤
抗精神病薬 催眠薬 鎮静薬 抗うつ薬	抗Parkinson病薬 抗てんかん薬 循環器病薬（ジギタリス、利尿薬、一部の降圧薬など） 鎮痛薬（オピオイド、NSAIDs） 副腎皮質ステロイド 抗菌薬、抗ウイルス薬 抗腫瘍薬 泌尿器病薬（過活動膀胱治療薬） 消化器病薬（H_2受容体拮抗薬、抗コリン薬） 抗喘息薬 抗アレルギー薬（抗ヒスタミン薬）

（「認知症疾患診療ガイドライン」作成委員会、2017、文献2）

項を詳しく説明します（表7）。本人に対して病名まで告知するかどうかは意見がわかれるところですが、少なくとも診察の結果をわかりやすく説明し、治療や介護サービスの導入が必要であることは、本人にも十分伝えておく必要があります。もの忘れのある認知症患者には、根気強く、何回かの診察で繰り返し説明する必要が生ずる場合も多いでしょう。

　そして、表8[2]に挙げた認知機能の低下やせん妄を引き起こす可能性のある、あるいはBPSDを悪化させる恐れのある薬が処方されていないかどうかをチェックし、減薬・中止あるいは他のメカニズムの薬剤への変薬を検討します。また、医師の指示通り服薬ができているかどうかも慎重に検討します。とくに独居患者の場合は、家族の服薬管理やヘルパーの見守り、デイサービス利用時の服薬など、確実に管理体制が

整ってから投薬を開始することが重要です。

2 薬物療法 [7]

①アルツハイマー型認知症

認知機能障害の進行抑制に関しては、コリンエステラーゼ阻害薬であるドネペジル塩酸塩（アリセプトなど）、ガランタミン臭化水素酸塩（レミニール）、リバスチグミン貼付剤（イクセロンパッチ、リバスタッチパッチ）とＮ-メチル-Ｄ-アスパラギン酸（ＮＭＤＡ）受容体拮抗薬（メマリー）を用いることができます（認知症疾患ガイドラインでは、すべてグレードＡ）。ドネペジル塩酸塩はアルツハイマー型認知症の軽度から重度まですべての段階に適応があります。これに対して、ガランタミン臭化水素酸塩、リバスチグミンは軽度と中等度に、メマンチン塩酸塩は中等度と重度に適応を有しています。

初期に診断できれば、コリンエステラーゼ阻害薬のうち１種類を選択して投与を開始します。これら３剤の間で有効性に差はないとされているので、副作用のプロフィール、服薬回数、剤形、価格などで総合的に判断することになります。すべてのコリンエステラーゼ阻害薬は、心疾患患者や喘息患者への投与は慎重を要します。また、嘔気などの消化器症状はもっとも出現しやすい副作用で、必要な場合は胃腸薬を併用します。リバスチグミン貼付剤は胃腸障害の副作用が少ない一方で、紅斑や掻痒感などの皮膚症状が出現しやすくなります。独居者で、服薬確認が難しい場合は、介護者が確認しやすいという長所もあります。

アパシーが目立つ場合は、賦活作用の強いドネペジル塩酸塩から処方を検討し、妄想や興奮が目立つ場合は、賦活作用が比較的弱いガランタミン臭化水素酸塩から検討を開始します。中等度になった時点でメマンチン塩酸塩を併用、ないしメマンチン塩酸塩単剤への切り替えを検討します。とくに進行の速い若年性アルツハイマー型認知症の場合は、早めの併用を検討すべきでしょう。メマンチン塩酸塩で高頻度にみられ

用語解説 ....

推奨グレード●認知症疾患ガイドラインでは、推奨グレードを次のように示しています。

A	強い科学的根拠があり、行うよう強く勧められる。
B	科学的根拠があり、行うよう勧められる。
C1	科学的根拠がないが、行うよう勧められる。
C2	科学的根拠がなく、行うよう勧められない。
D	無効性あるいは害を示す科学的根拠があり、行わないよう勧められる。

る副作用は眠気とふらつきですが、夕食後か眠前に投与することによって、睡眠薬を中止できる場合もあります。高度の腎機能障害のある患者には、慎重に投与し、1日10mg を維持量とします。さらに重度になった時点で、ドネペジル塩酸塩は 10mg に変更します。

②血管性認知症

　高血圧症、糖尿病、脂質異常症など血管障害の危険因子の治療、管理を徹底します。自発性や意欲の低下に対しては、デイサービスやデイケアの利用などで対応し、廃用症候群を予防することが重要です。

③レビー小体型認知症

　認知障害に対して、ドネペジル塩酸塩（アリセプト 5 〜 10mg/ 朝食後）に保険適応が認められました（認知症疾患ガイドラインではグレードB）。精神症状に対しては、コリンエステラーゼ阻害薬、メマンチン塩酸塩、抑肝散の有効性も報告されています*。レム睡眠行動異常症に対しては、クロナゼパム（ランドセン、リボトリール）*が有効です。パーキンソニズムに対しては、レボドパが推奨されていますが、レボドパ含有製剤を使用してもパーキンソニズムが残存する場合は、ゾニサミド（トレリーフ 25mg）に保険適応が認められました。

　しかし、精神症状が激しい例やパーキンソン症候が目立ってきた例の場合は、専門医に紹介することが望ましいでしょう。

＊保険適用注意

④前頭側頭型認知症

　脱抑制、常同行動、過食などに対してフルボキサミンなどのＳＳＲＩの有効性が報告されています*（認知症疾患ガイドラインではグレードＣ１）。

＊保険適用注意

❸ ＢＰＳＤへの対応

　ＢＰＳＤの治療は、家族教育や環境調整などの非薬物療法から実施することが原則ですが、やむを得ない場合は薬物療法を慎重に検討します。しかし、認知症に対する薬物療法として、現在保険適応があるのは前述したアルツハイマー型認知症とレビー小体型認知症の認知障害に対する抗認知症薬のみなので、十分なインフォームドコンセントが必要です。また、認知症患者は自ら身体的不調を訴えることが困難であるため、感染症、心不全、脱水、便秘、疼痛など二次的に認知機能やＢＰＳＤを悪化させる身体的要因の早期発見と管理が求められます。

家族教育や環境調整（たとえば、妄想による攻撃対象となっている主介護者と患者の接触時間をデイサービスの利用によって減少させる、昼夜逆転傾向で夜間に不穏状態が増強している場合は、毎日型のデイサービスやショートステイで昼夜のリズムを再構築する）によっても対応が困難な物盗られ妄想や興奮などに対しては、リスペリドン（リスパダール 0.25 〜 1mg/ 眠前）などのごく少量の非定型抗精神病薬*を用います。とくに錐体外路症状の出現しやすい患者に対しては、フマル酸クエチアピン（セロクエル 25 〜 100mg/ 眠前。糖尿病には禁忌）、ペロスピロン（ルーラン 4 〜 12mg/ 日）などを用います。

　前述したように、これらの薬剤は認知症に対して保険適応がなく、認知症高齢者の死亡率を上げる可能性について注意勧告が出されていますので、十分に説明した上で使用の了解を得る必要があります。興奮や叫声などに対しては、漢方薬の抑肝散（7.5mg/ 日、分3、食前）*が有効な場合もあります。

＊保険適用注意

 ## 認知症患者の日常診療

　多くの認知症が慢性疾患による進行性の経過をとるため、縦断的な経過観察と支援が必要となります。定期的に、本人に生活上の不安はないか、家族に介護上で気になることはないかを尋ねるように心がけます。症状の進行や介護負担を見極め、必要に応じて専門医に紹介したり（表9）、ケアマネジャーに情報を提供し、サービス利用計画の変更を助言したりすることも、かかりつけ医としての重要な役割です。

　他科も受診している場合には、処方を変更するたびに相互に診療情報提供書などによって情報を交換しておくことが、類似薬の重複投与を予防することにつながります。初診時には、介護保険制度や行政の相談窓口、家族会の情報なども十分家族に提供する必要があります。自動車運転の制限や禁止、成年後見制度の利用など法的問題の助言も行います。症状が安定していれば1〜2か月ごとの外来診療で十分です。

表9■どのような場合に専門医に紹介すべきか

- 認知症が急性ないし亜急性に発症した場合
- 認知症の進行が急速な場合
- 認知機能の障害がきわめて軽い場合（正常老化や軽度認知障害との鑑別に迷う場合）
- 精神症状や行動障害が目立つ場合
- 神経学的症候が目立つ場合
- うつ病との鑑別が困難な場合
- 発症年齢が若い場合

引用文献

1）高橋三郎、大野　裕監訳：ＤＳＭ－５　精神疾患の診断・統計マニュアル．医学書院、東京、2014.
2）「認知症疾患診療ガイドライン」作成委員会　編：認知症疾患診療ガイドライン 2017．医学書院、東京、2017.
3）池田　学編：日常診療に必要な認知症候学．新興医学出版社、東京、2014.
4）日本正常圧水頭症学会　特発性正常圧水頭症診療ガイドライン作成委員会　編：特発性正常圧水頭症診療ガイドライン［第2版］．メディカルレビュー社、大阪、2011.
5）Yokoi K, Nishio Y, Uchiyama M, et al. Hallucinators find meaning in noises：Pareidolic illusions in dementia with Lewy bodies. Neuropsychologia 56：245-254, 2014.
6）Honda K, Hashimoto M, Yatabe Y, et al. The usefulness of monitoring sleep talking for the diagnosis of dementia with Lewy bodies. Int Psychogeriatrics 25：851-858, 2013.
7）池田　学：認知症．ガイドライン外来診療 2015．日経メディカル開発、東京、2015.

第4章 認知症の予防

浦上克哉 ① / 阿部康二 ②

① 認知症予防について

　予防というと病気の発症予防だけが予防だと思っている人が多いようです。これは狭義の予防ですが、広義の予防には病気の発症予防（第1次予防）だけでなく、病気の早期発見・早期治療（第2次予防）、そして病気の進行防止（第3次予防）があります。

　予防の概念は医療、福祉、介護を学ぶ専門職が公衆衛生学の教科書で必ず学ぶ内容ですが、認知症予防においても第1次から第3次までの予防にしっかりと理解し取り組んでいく必要があります。

　認知症をきたす疾患は数多くあり、各疾患により病態が異なり、予防対策も同じではありません。認知症をきたす疾患は多くありますが、代表的な4大認知症と呼ばれるものには、アルツハイマー型認知症、血管性認知症、レビー小体型認知症、前頭側頭型認知症があります。

　まず、認知症をきたす4大疾患とその予防から述べます。

■ 4大認知症とその予防

①アルツハイマー型認知症

　アルツハイマー型認知症の臨床的特徴は、もの忘れで発症し、楽天的な雰囲気で（あまり深刻な雰囲気がない）、ゆっくりと症状が進行します。

　局所神経徴候を欠いており、手足の麻痺や錐体外路徴候（パーキンソン様症候）がなく、外見上まったく異常がないように見えます。

　画像検査では、ＭＲＩで海馬の萎縮を示唆する側脳室下角の拡大所見、ＳＰＥＣＴ（脳血流シンチ）で側頭・頭頂葉の血流低下を示します（図1）[1]。

　予防対策として、若年期（0歳〜20歳）は高等教育、中年期は生活習慣病対策、聴力低下対策、老年期は運動、知的活動、コミュニケーションが重要といわれています。

　高齢者においては、認知機能が正常な段階では公民館活動などへの参加、認知機能が低下してきた段階では地域で行っている予防教室への参加が望まれます[2]。

図1■アルツハイマー型認知症の画像所見

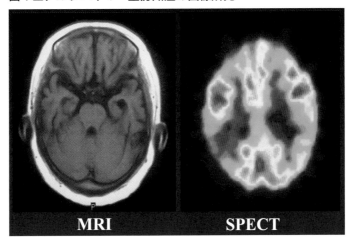

MRI　　　SPECT

②血管性認知症

　血管性認知症の症状では、記憶障害はもちろんありますが、意欲低下、感情失禁などが目立ちます。

　アルツハイマー型認知症が比較的楽観的な雰囲気なのに対して、血管性認知症では悲観的な雰囲気が強いです。

　血管性認知症では必ず脳血管障害が存在するので、神経学的所見を有することが多いです。

　明らかな麻痺はなくても、軽度な麻痺でバレーサイン（図2）を行うとわかるようなもの、歩行障害（幅広歩行、図3）などが見られます。

　バレーサインとは、両手の手のひらを上にして前に差し出し、閉眼してもらう。そうすると、麻痺のある側の手が図2のように下がってきます[3]。

　ＣＴ／ＭＲＩなど画像検査では、典型的なアルツハイマー型認知症では血管障害病変を伴わず脳萎縮のみであるのに対して、血管性認知症では脳萎縮とともに脳梗塞病変などの脳血管障害所見を呈することが多くなります（図4）。

　ＳＰＥＣＴではアルツハイマー型認知症が側頭、頭頂葉に血流低下が見られるのに対して、血管性認知症では通常、前頭葉の血流低下がみられます（図5）。

　血管性認知症は、動脈硬化が基盤に

図2■バレーサイン

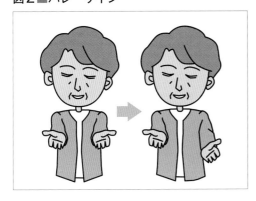

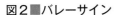

図3■幅広歩行

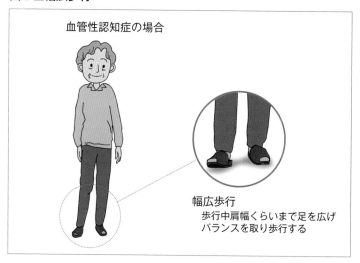

血管性認知症の場合

幅広歩行
歩行中肩幅くらいまで足を広げ
バランスを取り歩行する

図4

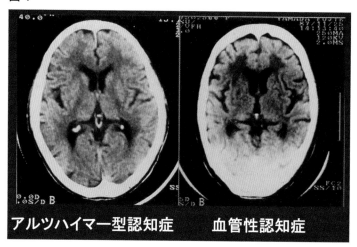

アルツハイマー型認知症　　　血管性認知症

図5■SPECT

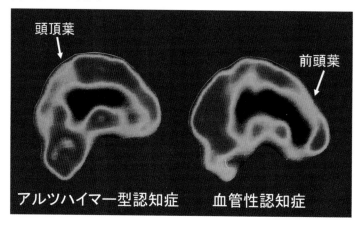

頭頂葉

前頭葉

アルツハイマー型認知症　　　血管性認知症

なって起こることが多く、予防には高血圧、脂質異常症、糖尿病などの生活習慣病対策が重要と考えられています。

③レビー小体型認知症

　幻覚、妄想が目立つ認知症はこれを疑ってみる必要があります。パーキンソン症状（振戦、筋固縮、無動）や認知症状を示します。幻覚は、現実的で詳細な内容のものが繰り返し見られるのが特徴です。パーキンソン症状のため転倒しやすい傾向があります。

　筋固縮の簡単な診察法を示します。手首が最も鋭敏なので、手首の固化徴候を診るとわかりやすいです。反対側の手を挙上すると軽い固化徴候は誘発されます（図6）[3]。

図6■手首の固化徴候の診かた

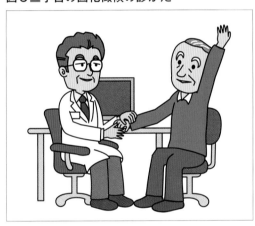

図7■レビー小体型認知症の画像所見

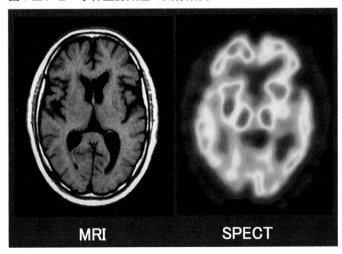

画像検査では、ＭＲＩで後頭葉病変を有し、ＳＰＥＣＴで後頭葉の血流低下を認めます（図7）。

　レビー小体型認知症の予防についてのデータは報告されていませんが、レム睡眠行動異常の段階（認知症の出現前）で発見し対応することの重要性が指摘されています。

④前頭側頭型認知症

　性格変化、行動の脱抑制または言語機能の障害で始まることが多く、記銘力障害が主訴になりにくいです。

　診察場面では、しばしば"立ち去り行動"が特徴的です。興味関心が薄れると、まだ診察途中でありながら診察室から勝手に立ち去ってしまいます。

　行動の脱抑制とは、本能のおもむくままのわが道を行く行動（going my way behavior）で、これが遮断された時にしばしば暴力行為が出現し、介護する家族や介護施設等の職員に被害が及びます。

　また、常同行動といわれる時刻表的な生活も特徴的です。必ず、決まったいすに座る、同じコースを歩く（周回）などの症状があります。周回は一見徘徊と間違えられやすいのですが、徘徊とは異なり必ず同じコースを歩き、基本的に末期になるまで道に迷うことはありません。このため、周回をするコースが交通事故にあう危険性が高いなどのとりわけ危険な場所がなければ、禁止する必要はありません。

　なお、この病気は反社会的行動をとることが知られており、万引きなどをして警察に捕まることがあります。適切な診断がなされていないと、罰せられ懲戒免職になった例があります。早く病気の診断をすることが、本人の名誉や家族を救うことになり、大変重要なことです。

図8■前頭側頭型認知症の画像所見

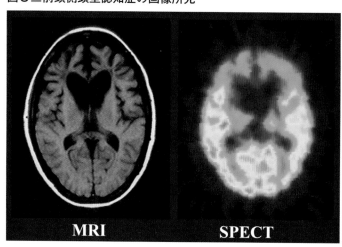

　画像検査では、病理所見と同様にＭＲＩで前頭・側頭葉の脳萎縮（図8左）、ＳＰＥＣＴで同部位の血流低下（図8右）を認めます。

　また、Progranulin 遺伝子の同定、TDP-43 蛋白異常が本症の発症機序に関与していることが解明されました[4]。これは、本症解明の突破口が見えたことを意味し、今後の病態解明、治療薬開発へとつながることが大いに期待されます。

　前頭側頭型認知症の第2次予防については、早期診断を行い、よい行動を組み込んだ生活パターンを作る方法（ルーティン化療法）が知られています。

　反社会的行動が生活パターンに組み入れられないように予防するということです。

２ 認知症の早期診断、早期治療・早期対応（第2次予防）

　早期診断、早期治療・早期対応は第2次予防に該当します。

　早期診断により最も効果が期待できるのが、治療の可能性がある認知症（treatable dementia）と位置づけられている一群の疾患です。認知症のように認知機能低下をきたして受診されるが、早期に適切な治療を行えば根治できる可能性のある疾患群です。

　内科疾患の代表は甲状腺機能低下症であり、甲状腺ホルモン製剤の補充療法で改善します。

　精神科疾患の代表はうつ病であり、セロトニン取り込み阻害剤で改善することが多いです。

　脳神経外科疾患の代表は正常圧水頭症、慢性硬膜下血腫、良性の脳腫瘍などであり、

図9■コリンエステラーゼ阻害薬とメマンチンの併用効果

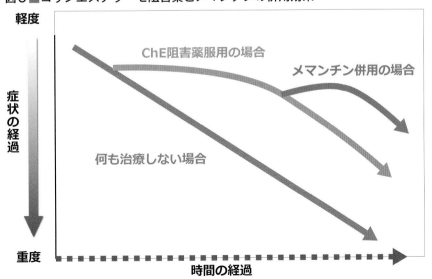

適切な外科手術により改善が期待できます。

　次に早期診断、早期治療の意義が大きいのが、根治できるわけではありませんが症状の進行を遅らせる治療薬のあるアルツハイマー型認知症とレビー小体型認知症です。

　アルツハイマー型認知症にはコリンエステラーゼ阻害薬に分類される薬剤にドネペジル、ガランタミン、リバスチグミンの３種類が、ＮＭＤＡ受容体拮抗薬に分類される薬剤にメマンチンがあります。

　早期診断・早期治療ができる症例には通常はコリンエステラーゼ阻害薬を３種類の中から１種類を選び処方します。１種類の選び方ですが、著者はその患者の服薬管理が最も行いやすい薬剤を選ぶことをお勧めしています。

　認知症は忘れる病気なので、服薬を忘れてしまうことが多く、家族等の周囲の介護者による服薬管理が欠かせません。

　次に、コリンエステラーゼ阻害薬で経過を見ていて症状が進行してきた際には、メマンチンを併用するのが最もよい方法と考えられます（図９）。

　レビー小体型認知症ではドネペジルが適応となっており、早期薬物治療が期待されます。

❸ 認知症のご本人へのケア・接し方（第３次予防）

　第３次予防の主体は認知症のご本人へのケア・接し方です。近年注目されているケアは「ご本人視点のケア」です。

　これまで認知症ケアは、認知症ご本人の望むケアを本人から直接聞かず、周囲で勝手に判断してきました。症状が進行してくると細かいニュアンスを伝えることはできなくなりますが、それでも本人の希望を聞く姿勢が大事です。

　施設へ入所されている症状が進行した認知症患者においても同様な「ご本人視点のケア」が必要と考えます。

　アルツハイマー型認知症やレビー小体型認知症については症状の改善薬はありますが根本治療薬ができていないので、やはりケアの位置づけは大きいです。

　また、よいケアは効果が期待できるので、薬による治療とケアが車の両輪のような位置づけになります。その他の認知症では治療薬がないのでケアが主役となります。

　アルツハイマー型認知症では最近の記憶が障害され、最近のことを忘れてしまうので、周囲の人が記憶に関する支援をしてあげることが重要です。

　物盗られ妄想が出現しやすいので、その対応も必要です。物盗られ妄想では、もっとも身近で世話をしている人が犯人扱いされることが多いので、家族等の周囲の人に事前に説明しておくことが大事です。

　物がなくなった場合、犯人扱いされている人が先に探して見つけてはいけません。

「やっぱり、あなたが犯人だからわかるのね。」ということになってしまうからです。なくなった物を探す際には一緒に探して、本人が見つけられるように仕向けることが大事です。

　レビー小体型認知症では生々しい幻覚が出現することが多いです。

　その際に、「そんなものはいない。」というように頭ごなしに否定する言い方はよくありません。また、実際に見えないのに見えるように安易に同調するような接し方は間違った対応です。

　即座に否定したり安易に同調するのではなく、しっかり本人の訴えを聞いてあげて、安心させるのがよい対応です。

　血管性認知症では意欲低下などの症状が出現しやすく、やる気が乏しくリハビリテーションなどの効果が上がらないことが多いです。

　やる気が乏しいのは意欲低下という本症の主症状なので、それを理解してケアをする側もやる気をなくさないようにしないといけません。

　前頭側頭型認知症では常同行動、周回などの症状を正しく理解して接することが重要です。本症では徘徊ではなく周回であるので、外へ出ることをむやみに制止する必要はありません。

　このようなケアを行えば、認知症の進行を少しでも遅らせることができ第3次予防になると考えます。

4 認知症予防のエビデンス

　認知症予防への対策は端緒についたばかりであり、他の病気のように明快に述べることは難しいです。

　しかし、認知症予防のエビデンスは日進月歩であり、日本認知症予防学会ではエビデンス創出委員会を作りエビデンス創出を進めております。日本認知症予防学会で作成している認知症予防専門士テキストブックの改訂版を2017（平成29）年に出版し最新情報を紹介しているので、詳細はそちらを参照ください[5]。

引用文献

1）浦上克哉：痴呆症の治療意義と適切なケアについて―主治医意見書のポイントを含めて―、癌と化学療法 30: 49-53、2003.
2）斉藤潤、ほか：認知症予防教室における対象者の判別法と評価法の検討，Dementia Japan 19: 177-186, 2005.
3）浦上克哉：認知症の神経学的所見のとり方。臨床医のためのアルツハイマー型認知症実践診療ガイド，本間昭編集、じほう、45-49、2006.
4）Bruni AC, Momeni P, Bernardi I, et al: Heterogeneity within a large kindred with frontotemporal dementia; A novel progranulin mutation. Neurology 69: 140-147, 2007.
5）認知症予防専門士テキストブック改訂版、日本認知症予防学会監修、徳間書店 2017.

生活習慣病治療による認知症リスク管理

認知症は大きく分けて、血管性と変性性、二次性の３つに分類されます（表１）。

表１■認知症の原因による分類

分類名	原因病態	病名
血管性認知機能低下 （VCI）	1）多発梗塞性認知症 2）小血管病性認知症 3）戦略部位の単一梗塞 4）慢性低還流性認知症 5）出血性認知症 6）その他	皮質性、皮質下性の完全梗塞 amyloid angiopathy、多発ラクナ梗塞、Binswanger病 角回梗塞、thalamic dementia、basal forebrain dementia 大血管狭窄閉塞、心不全 ICH後、クモ膜下出血後など CADASIL、CARASIL、Fabry、RVCLなど
変性性認知症 （DD）	1）アミロイドパチー 2）タウオパチー 3）シヌクレイノパチー 4）トリプレットリピート病 5）プリオン病	アルツハイマー病 前頭側頭型認知症（FTD）、Pick病、CBD、PSP、 FTD-ALS、AGDなど パーキンソン病、瀰慢性レビー小体病（DLB） ハンチントン病、脊髄小脳変性症、筋強直性ジストロフィ クロイツフェルト・ヤコブ病（CJD）
二次性認知症 （SD）	1）器質性頭蓋内病変 2）精神科疾患 3）代謝内分泌性疾患 4）中毒性疾患	慢性硬膜下血腫、脳腫瘍、iNPH、脳梅毒、AIDS脳症 抑うつ（仮性認知症）、統合失調症 肝不全、電解質異常、低酸素、ビタミン欠乏症 内分泌異常、糖尿病、腎不全 薬物、金属

　図１にあるように1980年代では血管性が多く名称も多発梗塞性痴呆（MID）と呼ばれていましたが（図１上段）、日本社会が高齢化に突入した2000（平成12）年頃から代わりにアルツハイマー病（AD）を中心とした変性性が多くなり、またそれまでは血管と脳細胞それぞれのまったく別の病態と考えられてきた両者が、実はオーバーラップしていることが指摘され始め、この頃より血管性認知症（VD）と呼ばれるようになりました（図１中段）[1]。

　しかし、その後15年以上を経て超高齢社会を迎えた2015（平成27）年以降は、ADの頻度がますます多くなり、血管性認知症は名称も血管性認知機能低下（VCI）と変わり、両者のオーバーラップもますます増大してきています（図１下段）。

　すなわち超高齢社会における認知症は血管障害を伴ったアルツハイマー病、アルツハイマー病病理を伴ったVCIがもはや普遍的になってきているということになります。

　したがって、どのタイプの認知症を治療する、あるいは予防するに際しても、血管障害とそのリスク因子である生活習慣病対策は、かかりつけ医にとってきわめて重要な日常的課題となりました。

図1■脳血管障害とアルツハイマー病の関係変遷

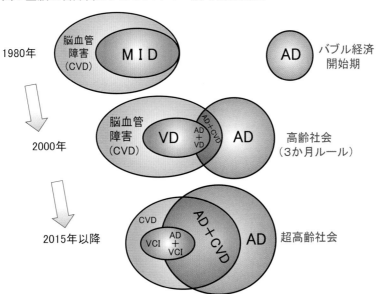

1 認知症の現状

　2016（平成28）年に発表された岡山大学脳神経内科認知症専門外来での病型頻度では、全認知症患者1,554例中ＡＤが62%と圧倒的な1位であり、次いで軽度認知障害（ＭＣＩ：Mild Cognitive Impairment）12%、ＶＤ9%、パーキンソン認知症（ＰＤＤ）とレビー小体型認知症（ＤＬＢ）が各3%、前頭側頭葉型認知症（ＦＴＤ）3%となっており、超高齢化に伴って認知症全体に占めるＡＤ患者の割合も急増しています（図2左）[2]。

　この1,554例中の後期高齢者（≧75歳）は全体の72.5%を占め、この中ではＡＤは69%、次いでＭＣＩが11%、ＶＤ8%と、ＡＤおよびその予備軍で全体の実に80%を占めています。

　一方、65～75歳の前期高齢者ではＡＤ51%、ＭＣＩ13%、ＶＤ9%とＡＤ比率が少し低下し、さらに65歳以下のいわゆる若年性認知症ではＡＤ30%、ＭＣＩ19%、ＶＤ16%とここでＶＤの頻度が高くなっていることがわかります（図2右）。

　これは主にこの世代を襲う脳卒中後の認知症が多いためと考えられます。

　岡山県北部の真庭市における介護保険による初回認定患者割合は、2009（平成21）年時点で筋骨格疾患が第1位（23.5%）であり、続いて認知症が第2位（22.9%）、脳卒中が第3位（16.5%）となっています。

　高齢化率が33%を超えている同地域では、高齢者の骨折や転倒、認知症、脳卒中が3大介護保険認定疾患となっています。

図2■認知症患者の内訳

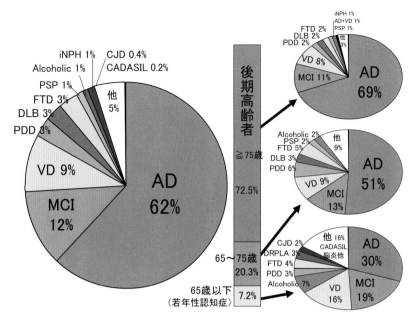

（岡山大学脳神経内科認知症専門外来）2014年 全1,554患者

　一方、平均高齢化率が23%の日本全体では脳卒中が第1位（21.5%）で、認知症が第2位（15.3%）、高齢衰弱が第3位（13.7%）、関節疾患が第4位（10.9%）、骨折転倒が第5位（10.2%）となっています。

　しかし、高齢化社会白書では2035（令和17）年の日本平均高齢化率は33.7%と予測されており、今後日本全体が現在の岡山県真庭市と同レベルの高齢化率になることが予想されています。

　そのような超高齢社会においては、介護保険認定疾患構造も現在の岡山県真庭市に近いものになる可能性が秘められています。

２ アルツハイマー病における生活習慣病とメタボリック症候群

　図3に示すように、岡山大学脳神経内科認知症専門外来での調査では、ＡＤ患者919名における66.6%が何らかの生活習慣病を合併しており、高血圧（ＨＴ）が54.1%、高脂血症（ＨＬ）が28.4%、糖尿病（ＤＭ）が18.2%であり、ＡＤ患者の70%弱は生活習慣病を合併していることが判明しました。

　また、2疾患を合併している患者は21.6%おり、3疾患合併も6.3%存在することも明らかとなり、メジャーな内科疾患である生活習慣病がAD患者において高率に合併していることがわかりました[3]。

　上記919名中のうち同時に腹囲測定ができたＡＤ患者449名では、腹囲がメタボ

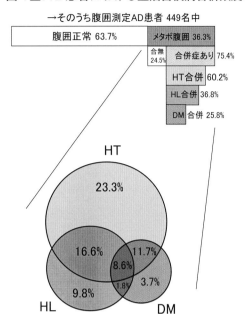

図３■ＡＤ患者における生活習慣病合併頻度

全AD患者 919名中

| 合併症なし 33.4% | 合併症あり 66.6% |

HT合併 54.1%

HL合併 28.4%

DM合併 18.2%

HT

28.0%

12.7%　7.1%

6.3%

1.8%

7.6%　3.0%

HL　　DM

（岡山大学脳神経内科認知症専門外来 919 名）

図４■ＡＤ患者における生活習慣病合併頻度

→そのうち腹囲測定AD患者 449名中

| 腹囲正常 63.7% | メタボ腹囲 36.3% |

合無 24.5%　合併症あり 75.4%

HT合併 60.2%

HL合併 36.8%

DM合併 25.8%

HT

23.3%

16.6%　11.7%

8.6%

1.8%

9.8%　3.7%

HL　　DM

（岡山大学脳神経内科認知症専門外来 919 名）

リック症候群基準（男性 ≧ 85cm、女性 ≧ 90cm）を満たす患者は 36.3% 存在し、このうちさらに何らかの生活習慣病を合併している患者は 75.4% に及んでいました（図４）。

　このうちＨＴ合併が 60.2%、HL 合併が 36.8%、DM合併が 25.8% であり、メタボ腹囲であるＡＤ患者の75%以上は生活習慣病を合併していることが判明しました。

　また２疾患を合併している患者は 30.1% おり、３疾患合併も 8.6% 存在することも明らかとなり、ＡＤ患者全体よりメタボ腹囲ＡＤ患者の方が生活習慣病合併率が高率であることもわかりました（図３と図４比較）。

　したがってこの調査を一言でまとめますと、メタボ腹囲ＡＤ患者の 38.7%はメタボリック症候群を呈しており、ＡＤ患者全体の 14.0% はメタボリック症候群を合併しているということになり、超高齢社会ではメタボ合併ＡＤ患者が相当数存在することが明らかとなりました[3]。

３ アルツハイマー病における大脳白質病変の重要性

　図５に示すように、ＡＤとパーキンソン病（ＰＤ）患者における脳ＭＲＩ上の脳室周囲白質病変（ＰＶＨ：perivascular hyperintensity）を国際的に有名な Fazekas らの分類に基づいて検討してみると、驚くべきことにＡＤ患者の 90% 以上で、またＰＤにおいても 75% 以上でＰＶＨが認められました（図５上）[4]。

図5■ＡＤとＰＤの脳室周囲白質病変（Fazekas 分類 0-3）

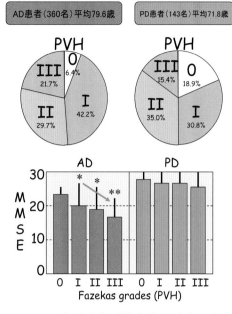

AD患者（360名）平均79.6歳

PD患者（143名）平均71.8歳

（岡山大学脳神経内科認知症専門外来）

図6■ＶＲＦ治療はＡＤ進行を抑制する

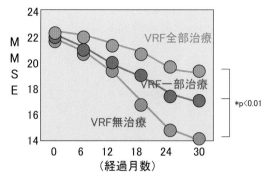

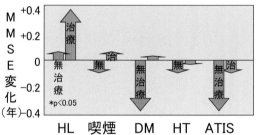

　これらの患者の認知機能を認知機能検査（ＭＭＳＥ：Mini-Mental State Examination）で評価すると、ＰＤと異なりＡＤにおいてはＰＶＨの程度が重度なほど認知機能が低下することも明らかとなりました（図5下）。

　一方、ＰＤにおいてはあまり低下せず、ＡＤの認知機能低下におけるＰＶＨの重要性が示唆されました。

　同様のデータは米国修道女試験（the Nun study）でも詳しく検討されており、ＰＶＨの存在がＡＤの顕在化あるいは悪化要因であることが明らかにされました[5]。

　一方、フランスのリールからの報告によれば、脳梗塞危険因子（ＶＲＦ）はもっているが、いまだ脳血管性病変のないＡＤ患者519名を平均2.3年観察したところ、このＶＲＦをすべて治療した群と、一部治療した群、まったく無治療の3群間では、

用語解説 ....

米国修道女試験（the Nun study） ●アメリカのスノウドン博士が1986年からはじめたナンスタディは、75歳から106歳までの678人の修道女（ナン）の人生と脳を対象に、老化を多角的に研究したもので、現在も継続中です。

　未婚、タバコを吸わない、食事や生活様式が一定であるなど、貧困や医療体制の欠如というノイズが少なく、ほとんどの対象者は死亡するまで追跡でき、さらに、すべてのシスターが死後は脳を研究のために利用することを約束しています。この研究からアルツハイマー病と加齢に関する多くの知見が得られています。

治療した群のＡＤ進行が有意差をもって抑制されたとの報告があります（図６上）[6]。

　この試験の解析結果で、ＡＤ進行抑制に最も貢献したのがＨＬの治療であったという点は重要です（図６下）。

　さらに最近の日本久山町研究によればインスリン抵抗性が老人斑増加のリスクであり[7]、また日本も参加した PROGRESS 試験のサブ解析においては、適切な降圧はとくにアジア人で認知症発症を抑制しやすいことも明らかにされてきており[8]、上記のようなデータは生活習慣病やＰＶＨがＡＤの発症予防や進行抑制に重要であることを示唆しています。

4 生活習慣病の脳 neurovascular unit（ＮＶＵ）への悪影響

　認知症の主座である脳は脳血液関門によって体循環から隔絶保護されている一方で、豊富な物質・情報交換を行っています。

　この相反する機能を構造的に支えているのが、脳血管およびその周囲を重層的に構築しているいわゆるＮＶＵです。

　福井ら[9] によれば、正常血圧の Wistar rat と比較して、高血圧ラット SHR-SR では大脳皮質での蛋白過酸化や記銘力に重要な海馬ＣＡ１層の脂質過酸化が加齢とともに進行性になっていくことが明らかにされ、単に高血圧があるというだけで高齢者における脳細胞の酸化ストレスが進行性に増悪していくことが判明しました（図７）。

図７■高血圧ラット脳では酸化ストレスが加齢とともに亢進

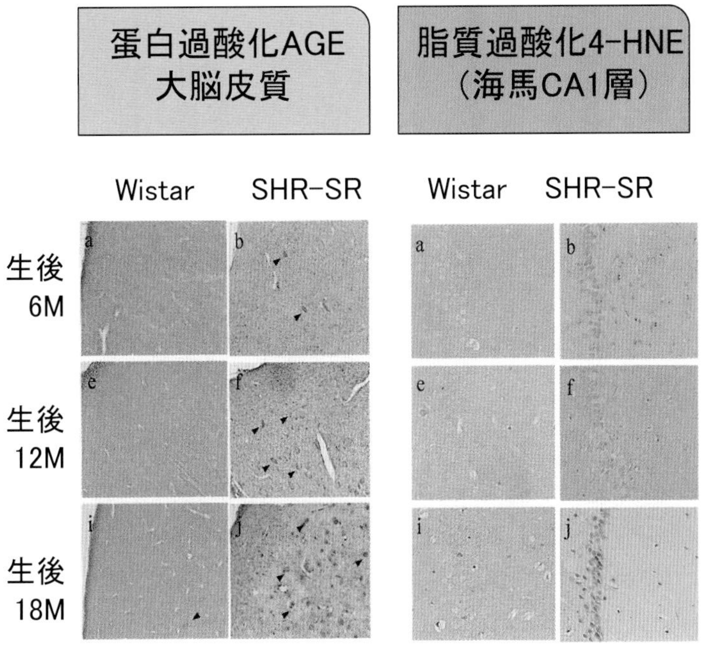

図8■アトルバスタチンとピタバスタチンによるＡＤモデルマウス脳内の
老人斑沈着抑制効果

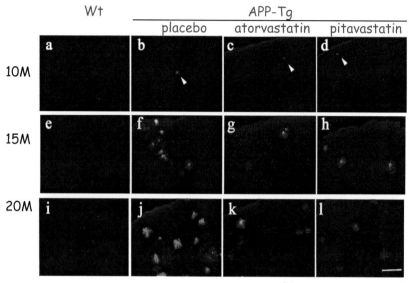

（Kurata and Abe, 2011）

また倉田ら [10] によればアルツハイマー病モデルマウス Tg2567 にアトルバスタチンやピタバスタチンのような脂溶性スタチンを生後５か月目から投与すると生後 10、15、20 か月にわたってその後のマウス脳内老人斑の沈着が抑制されました（図８）。

このマウスモデルでは脳卒中で知られているＮＶＵ障害 [11] が起きていることも明らかになっています。

図９■糖尿病と認知機能障害

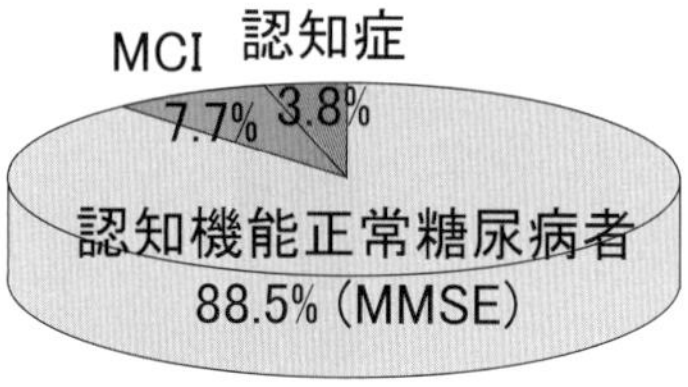

MCI　認知症
7.7%　3.8%
認知機能正常糖尿病者
88.5%（MMSE）

（岡山大学病院糖尿病外来　通院患者　182 名）
（岡山大学糖尿病内科と脳神経内科との共同研究
2011.04-2012.10 現在）

スタチンは単に血中コレステロールを低下させるだけではなく、特に脂溶性スタチンについては血管内皮に直接作用することと、脳内に移行してＡＤ病態へ直接関与している可能性も指摘されてきています。

岡山大学の脳神経内科と糖尿病内科との共同研究では、主として 50 〜 70 歳代である糖尿病外来通院患者 182 名中 3.8% が認知症をもっており、ＭＣＩは 7.7% 存在していました（図９）[12]。

この糖尿病外来患者 182 名のうちＨＴ合併は 27%、ＨＬ合併は６％、両者合併は 17% でした。

糖尿病マウス脳においてもＮＶＵ構成上重要な occludin 崩壊など同様のＮＶＵ障

害が起きていることが明らかにされつつあり、認知症も含めたさまざまな神経疾患に共通した治療ターゲットメカニズムとして注目されています。

5 生活習慣病治療による認知症予防戦略

今日ではＡＤは 35 年間の経過をたどる疾患であり、初めの 25 年間は脳内で潜行性に進行し、症状が出てから約 10 年で死亡に至ると考えられています（図 10）[13]。

したがってこの長い経過のなかで予防的介入のチャンスは大きく、予防戦略の重要性が指摘されてきています。

ＨＴやＨＬ、DMなどの生活習慣病やライフスタイル、サプリメント、さまざまな認知症予防プログラム、認知症予防カフェなども有用性が指摘されています。

ＨＴやＨＬ、DMなどのメジャーな内科疾患は、内臓肥満によるメタボリック症候群と関連して脂肪組織内での局所炎症から全身性の臓器間炎症ネットワークを形成することによって、脳卒中や心筋梗塞、慢性腎障害を惹起することが知られています。

しかし、上述したような機序により、生活習慣病やメタボリック症候群は急増するアルツハイマー病を中心とした認知症にも大きく関与していることが近年特に解明されてきています。

したがってＨＴやＨＬ、DMなどのメジャーな内科疾患を治療することは、単に原疾患治療というだけにとどまらず、認知症発症予防に大きく貢献するものと期待されています。

図 11 に示すようにアンギオテンシン受容体拮抗薬（ＡＲＢ）等の降圧薬や抗糖尿

図 10 ■アルツハイマー病の臨床経過と予防対策

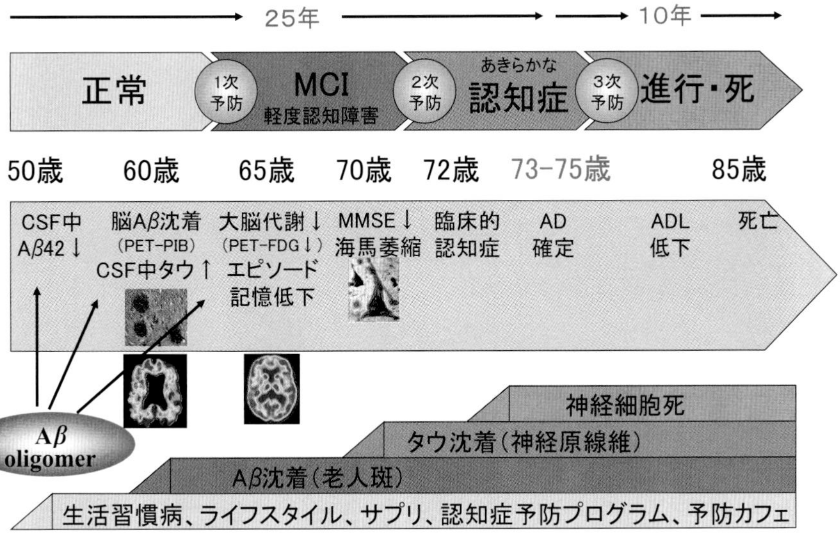

病薬がＮＶＵを全体として保護する可能性も指摘されてきています。

　認知症予防対策としては生活習慣病対策以外にも運動や食事・食品・抗酸化サプリメント（図12）、ヨガや美容療法、睡眠障害対策などライフスタイルに関連したアプローチや、認知刺激療法や園芸療法、アロマセラピー、アートセラピー、筆記療法、ダンス療法、音楽療法といった認知リハビリ療法に関連したアプローチ、認知症予防

**図11 ■高血圧と炎症によるＡβ産生亢進メカニズムと
　　　降圧薬ＡＲＢの臨床的効果**

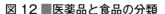

（阿部康二 2013）

図12 ■医薬品と食品の分類

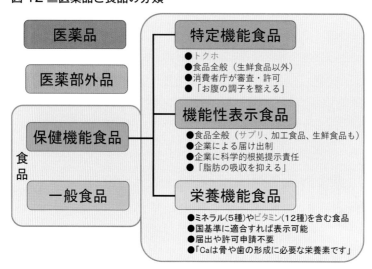

カフェなどに代表される地域連携ネットワークによる介入アプローチなどさまざまな可能性が指摘されています。

このうち音楽療法と一部の抗酸化サプリメントは臨床効果が学会認定されています [14]。

6 脳卒中後患者の認知症への direct conversion 対策

2015（平成27）年の報告では、外来で follow している脳卒中後患者の年間再発率は 2.2% であり、日本における近年の脳卒中年間再発率とほぼ同等でした（図13左）。

しかし、驚くべきことにそのような脳卒中の再発なしに直接認知症へ移行するいわゆる direct converter は、年間 7.6% と脳卒中再発率の実に3倍以上であることが判明しました（図13右）[15]。

この direct converter の平均年齢は 81.6 歳であり、逆に脳卒中後認知症から正常化したごく一部の患者の平均年齢（78.0 歳）より 3.6 歳高齢でした。

このような現象は、高血圧ラットに短時間脳虚血を与えたあと、最大15か月まで観察した高齢ラット脳において、細胞内アミロイドベータの蓄積と細胞外老人斑の進行性増悪が認めた先行研究とまさに符合するものです [16]。

したがってかかりつけ医が関与することの多い脳卒中後遺症患者に対しては、これまでのような単純な再発予防だけではなく、認知症進展予防への配慮もきわめて重要となってきています（図13）。

図13 ■脳卒中と認知症の再発率比較

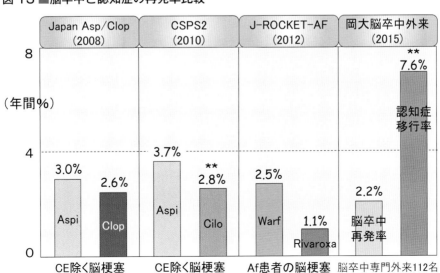

⑦ 認知症ＢＰＳＤの簡易評価スケール（阿部式ＢＰＳＤスコア）

　一般に認知症の症状は、知的低下と情動の変容（陽性症状と陰性症状）、日常生活動作（ＡＤＬ）の低下の３点が重要です。

　このうち知的機能の簡易なチェックはＭＭＳＥや改訂長谷川式簡易知能評価スケール（ＨＤＳ－Ｒ）が頻用されています。

　しかし、介護家族として最も困っている認知症の行動・心理症状（ＢＰＳＤ：Behavioral and Psychological Symptoms of Dementia）については、これまでＭＭＳＥやＨＤＳ-Ｒに対応するような簡易スケールが少なかったのが実状でした。

　そこで筆者らは 2011（平成 23）年に介護者向けの自己記入式簡易ＢＰＳＤスコアを開発しました（図 14）[17]。

　このスコアは認知症患者に見られるＢＰＳＤ 10 項目について、頻度と重症度によってあらかじめ０〜９点を配点しておき、その合計点でＢＰＳＤ度を判定し、44点が最高度のＢＰＳＤとなっています。

　この阿部式ＢＰＳＤスコア（略称ＡＢＳ）は世界的にスタンダードなＢＰＳＤスコアとされているＮＰＩ（neuropsychiatry inventory）ともよく相関しており、ＮＰＩスコア記入に要する平均時間（132.7 秒）に対してきわめて短時間（平均 56.8 秒）で記入でき、また上述したような血管障害を伴ったＡＤに認められる意欲低下、自発性低下、アパシー、抑うつ、不安、焦燥等も評価しやすいので、多忙をきわめるかかりつけ医の日常診療業務においても簡易 BPSD スコアとして活用できるものとなっています[17]。

　このような簡易スコアを定期的にチェックしながら生活習慣病対策を進めることが認知症予防にとって重要なポイントです。

図 14 ■阿部式ＢＰＳＤスコア

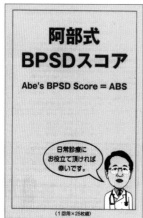

質問項目	殆どない	たまにある	時々ある	しょっちゅうある
1）家内外を徘徊して困る	0	3	6	9
2）食事やトイレの異常行動	0	3	6	9
3）幻覚や妄想がある	0	2	4	6
4）攻撃的で暴言を吐く	0	2	4	6
5）昼夜逆転して困る	0	2	4	6
6）興奮して大声でわめく	0	1	2	3
7）やる気が無く何もしない	0	0	1	2
8）落ち込んで雰囲気が暗い	0	0	0	1
9）暴力を振るう	0	0	0	1
10）いつもイライラしている	0	0	0	1

44点満点

引用文献

1）阿部康二、日本脳血管・認知症学会 (Vas-Cog Japan)　発足のご挨拶、日本脳血管・認知症学会 Vas-Cog Journal 2014; 1: 1.

2）Hishikawa N, Fukui Y, Sato K, Kono S, Yamashita T, Ohta Y, Deguchi K, Abe K. Characteristic features of cognitive, affective and daily living functions of late-elderly dementia. Geriatr Gerontol Int. 2016; 16: 458-465.

3）Hishikawa N, Fukui Y, Sato K, Kono S, Yamashita T, Ohta Y, Deguchi K, Abe K. Cognitive and affective functions in Alzheimer's disease patients with metabolic syndrome. Eur J Neurol. 2016; 23: 339-345

4）Tokuchi R, Hishikawa N, Sato K, Hatanaka N, Fukui Y, Takemoto M, Ohta Y, Yamashita T, Abe K. Age-dependent cognitive and affective differences in Alzheimer's and Parkinson's diseases in relation to MRI findings. J Neurol Sci. 2016; 365: 3-8.

5）Snowdon DA et al., JAMA 1997: 277; 813-817

6）Deschaintre Y et al., Neurology 2009: 73; 674-680

7）Matsuzaki T et al., Neurology 2010; 75: 764-770

8）Arima H, …, Omae T et al., J. Hypert. 2010: 28; 395-400

9）Fukui Y, Yamashita T, Kurata T, Sato K, Lukic V, Hishikawa N, Deguchi K, Abe K. Protective effect of telmisartan against progressive oxidative brain damage　and synuclein phosphorylation in stroke-resistant spontaneously hypertensive　rats. J Stroke Cerebrovasc Dis. 2014; 23: 1545-1553.

10）Kurata T, Miyazaki K, Kozuki M, Morimoto N, Ohta Y, Ikeda Y, Abe K. Atorvastatin and pitavastatin reduce senile plaques and inflammatory responses in a mouse model of Alzheimer's disease. Neurol Res. 2012; 34: 601-610.

11）Yamashita T, Kamiya T, Deguchi K, Inaba T, Zhang H, Shang J, Miyazaki K, Ohtsuka A, Katayama Y, Abe K. Dissociation and protection of the neurovascular unit after thrombolysis and reperfusion in ischemic rat brain. J Cereb Blood Flow Metab. 2009; 29: 715-725.

12）Hishikawa N, Yamashita T, Deguchi K, Wada J, Shikata K, Makino H, Abe K. Cognitive and affective functions in diabetic patients associated with diabetes-related factors, white matter abnormality and aging. Eur J Neurol. 2015; 22: 313-321.

13）Beteman RJ et al., NEJM 2012 ; 367 : 795-804

14）認知症予防学会ホームページ、http://ninchishou.jp/

15）Nakano Y, Deguchi K, Yamashita T, Morihara R, Matsuzono K, Kawahara Y, Sato K, Kono S, Hishikawa N, Ohta Y, Higashi Y, Takao Y, Abe K. High Incidence of Dementia Conversion than Stroke Recurrence in Poststroke Patients of Late Elder Society. J Stroke Cerebrovasc Dis. 2015; 24: 1621-1628.

16）Kurata T, Lucic V, Kozuki M, and Abe K, Long-term effect of telmisartan on Alzheimer's amyloid genesis in SHR-SR after tMCAO. Translational Stroke Research 2015; 6; 107-115.

17）Abe K, Yamashita T, Hishikawa N, Ohta Y, Deguchi K, Sato K, Matsuzono K, Nakano Y, Ikeda Y, Wakutani Y, Takao Y. A new simple score (ABS) for assessing behavioral and psychological symptoms of dementia. J Neurol Sci. 2015; 350: 14-17.

第5章 かかりつけ医を中心とした認知症の人にやさしい地域づくり

江澤和彦 ①⑦ / 瀬戸裕司 ②⑤⑧⑨
武田章敬 ③④ / 渡辺 憲 ⑥

① 地域包括ケアシステムの構築へ向けて

▮ 地域包括ケアシステムの概念

　「地域包括ケアシステム」は、誰もが障害があっても認知症があっても住み慣れた地域で住み続けることのできるシステムです。住み慣れた地域は自己の選択によるとされ、日常生活圏域は 30 分圏内の中学校区程度とされています。地域包括ケアシステム構築の本質は「まちづくり」であり、日常生活圏域の中にケア付きコミュニティをつくることを目的とし、既存の機能や社会資源のネットワークをできる限り活用することを前提としています。地域包括ケアシステムの構築に当たっては、保険者や自治体の進める地域包括ケアシステムの構築に関する基本方針が、同一の目的の達成のために、地域内の専門職や関係者に共有される状態、すなわち、「規範的統合」を推進することが重要となります。

▮ 地域包括ケアのコンセプト

　わが国で用いられている地域包括ケアには、2 つの独立したコンセプトとして、community based care（地域を基盤としたケア）と integrated care（統合型のケア）があります。近年、この 2 つの方針をケアの中で統合させて組み込もうという議論が世界的に活発化しています。"ご当地システム"である community based care ではガバナンスが重要となり、医療と介護の連携にみられる integrated care においては、マネジメントが重要となります。

　Community based care では、地域の特色に応じたシステムを構築する視点が欠かせません。ときに誤解を招くことがありますが、地域包括ケアシステムは全国津々浦々同一のシステムを構築するように国から命じられているわけではありません。地域づくりを行うかどうかの目安は人口 5,000 人とも言われ、人口過疎地域や限界集落では社会資源を投じるよりも別の方法論を考えるほうが得策かもしれません。たとえば、救急医療や日常の通院の医療アクセスをどう確保するか、短期集中的に行う生

活期リハビリテーションを受けるための介護アクセスをどう確保するか等についての検討が求められます。社会資源の少ない人口過疎地域も含めて、各地域には従前からの慣習に伴う住民の医療のかかり方や介護サービスの利用の仕方が存在しているため、機械的に算出されるサービス必要量のみならず、地域の風土を尊重すべきです。大切なことは、自治体や地域住民、関係者が主体となって、地域づくりをどうすべきかについて真剣に議論し、納得のいく地域包括ケアシステムを自ら構築していくこととなります。

　Integrated care は、医療ケアにおける分断を減らし、異なる組織でのサービス提供の間の継続性や調整を高めるという目的をもつ体制であると定義づけされます。したがって、医療と介護の連携をコアとして、関係団体を取りまとめる医師会の役割の重要性が高まっています。

　以上により、地域包括ケアシステムの概念は、職種・事業種別・組織を超えた規範的統合の下に展開される機能統合であり、community based integrated care system と表現されます。

３ 地域包括ケアの基本理念

　地域包括ケアシステムの基本理念は、「尊厳の保持」、「自立生活の支援」と「規範的統合」です。高齢者の「尊厳の保持」とは、高齢者が自ら住まいや必要な支援・サービス、看取りの場所を選択する社会の在り方であり、高齢者の「尊厳の保持」のためには、その意思を尊重するための支援・サービス体制構築と適切な情報提供、意思決定支援が不可欠となります。意思については成年後見人や家族であっても代理ができないため、今後、認知症の初期段階あるいは認知症を発症する前からの家族等による本人の意思確認の必要性も高まります。

　高齢者ケアにおいては、心身の状態の変化や「住まい方」（家族関係や近隣・友人との関係性）の変化に応じて、医療・介護・予防・生活支援を適切に組み合わせて提供することにより、「自立生活の支援」に結びつきます。なお、急激な変化により生じるリロケーションダメージは、自立支援の観点からも必要最小限に抑えられるように配慮すべきです。

　高齢者の「尊厳の保持」と「自立生活の支援」は介護保険の目的にも明記されています。介護保険は共助の精神に則り、リハビリテーション前置主義のスタンスをとっており、生活支援的なお世話サービスの提供は想定されておらず、自立支援のために不足している部分を補うための保険制度であることは、今一度留意する必要があります。

　「尊厳の保持」、「自立生活の支援」のためのしくみを「住み慣れた地域」で実現する上で、自治体は中心的な役割を担いますが、地域包括ケアシステムの構築に当たっ

ては、地域住民の参画のもとに決定すべきです。実際の構築に向けて、自治体には、地域住民に加えて支援・サービスに携わる事業者や団体等にも働きかけ、目標像を共有していく「規範的統合」が求められます。

4 地域包括ケアの構成要素

　地域包括ケアシステムの構成要素には、「本人・家族の選択と心構え」、「住まいと住まい方」、「生活支援」、「医療・介護・予防の一体的な提供」があります。「本人・家族の選択と心構え」では、養生というセルフケアの考え方、自己決定に対する支援が重要とされ、「住まいと住まい方」においては、すべての「住まい」が「住み慣れた地域」での生活を保障するために、自己の選択したどの「住まい」においても必要な医療や介護が適切に施される体制が求められています。セルフケアの観点から、認知症予防・重度化防止の取り組みが地域支援事業や介護保険サービスにて蓄積され、より効果的な手法が開発されることが期待されているのです。「生活支援」では、本人や家族が気軽に相談したり立ち寄れたりする、地域における「包括的な生活支援の拠点」の必要性が論じられています。このような拠点は、相談支援、地域住民の交流、不安感の解消、支援サービスの周知、早期対応、生きがい創出、閉じこもり予防等運営方法によって多様な効果が期待できます。「医療・介護・予防の一体的な提供」では、医療・介護の連携がとくに求められる取り組み・場面として、介護予防、重度化防止、急性疾患への対応、入院・退院支援、看取りが挙げられています。その際、介護職が「医療的マインド」をもち、医療側は「生活を支える視点」をもって連携することが大切となります。

コラム　　「認知症マイスター」の誕生　～倉敷市の取り組み～

　岡山県倉敷市は、2007（平成19）年に市を4区分し、それぞれの地域で地域ケア会議を発足しました。倉敷市から倉敷市医師会へそれぞれの地域ケア会議に委員の推薦依頼があり、当時担当理事であった筆者は水島地区地域ケア会議の委員に就任し、2007（平成19）年発足時から現在に至るまで委員長として携わっています。その取り組みの一環として、地域包括ケアシステムの本質である地域づくりを推進するに当たり、最大の原動力は地域住民の協力であるため、住民のなかから地域づくりのリーダーを育成することを目的として「認知症マイスター」の養成を行っています。多数の方が認知症サポーターを取得されているものの登録制ではないため、活動やイベント開催に当たって地域づくりの仲間として声掛けができないことが、登録制を前提とした認知症マイスターの取り組みを始めるきっかけとなりました。半日の認知症の座学と半日のグループホーム等での見学実習を受講した地域のボランティアや社会参加に意欲の高い住民を「認知症マイスター」に認定し、2015（平成27）年から5年間で126人の認知症マイスターが誕生しています。対象が一般の地域住民であるため、基本的な認知症の知識や認知症の方への

関わり方を重点的に習得することを目的とし、見学実習でも認知症の方とコミュニケーションをとり、実際に触れ合って頂き、認知症は特別ではないということを実感して頂いています。

（江澤和彦）

 ## 認知症とかかりつけ医の役割・認知症の人と家族を支えるケア

世界的規模で増加している認知症性疾患ですが、高齢者人口が急激に増加している我が国では、世界でも例を見ないスピードで超高齢化を迎えつつあります。それに伴い認知症患者の急速な増加が極めて顕著となっています。このような状況でかかりつけ医の果たすべき役割は、極めて重要でさまざまなものが求められています。認知症発症前より関わりのある方の認知症の早期の気づきと対応、認知症の方の受け入れ、日常的健康管理、必要に応じ専門機関を含めた他医療機関との連携、多職種との連携構築、必要なサービスの把握とつなぎ、そして家族や介護者の援助や生活の質の保持などがあると思われます。

この項では、かかりつけ医の具体的な役割と、認知症の人と家族を支えるケアについて説明します。

■1 早期の気づきと対応

現実的に認知障害を主訴として専門医療機関を受診する認知症患者はいまだに全体の一部にすぎず、認知症として受診していない潜在的認知症患者はかなり多数に及ぶ状況が今も続いていると考えられます。それらをとっても日常診療を行っている「かかりつけ医」の役割が重要であり、認知症患者に対する適切な医療や介護の提供開始役を担うこととなります。

また、かかりつけ医は、認知症患者のファーストコンタクト者となりうるわけであり、そのため、身体状況・認知症状態などの把握のみならず、生活状態の把握による緊急対応の必要性判断などを求められることもあります。

かかりつけ医の多くは身体疾患を診療していますが、患者自身の高齢化に伴い認知症症状を呈してくる現状があり、それに対する早期の気づきが求められています。性格変化や日常の活気や身なりの変化、服薬忘れや薬の紛失、指示指導の理解困難、受診日の間違いなど、それまでの患者と異なった状態を認めるなど、日常診療のなかでさまざまな気づきのポイントがあると思われます。

認知症の医療には、①認知症そのものに対する医療、②認知症患者の一般的な身体疾患に対する医療、③認知症症状や認知症の行動・心理症状（ＢＰＳＤ：Behavioral and Psychological Symptoms of Dementia）等の増悪因子である心

身状態の改善、④看取りに向けた全人的医療などが必要といわれています。それらを意識した役割がかかりつけ医に求められています。患者本人のこれまでの人生や家族の状況・価値観などをある程度わかっているかかりつけ医だからこそ、具体的で現実的な有効性のあるアドバイスができると思われます。

　早期に気づき、早期に対応をすることは、適切な医療や介護サービス・福祉サービスへのつなぎとなり、その後の本人や家族の不安・混乱・戸惑いの期間を短くすることにも大いに有効であり、役立ちます。

② 本人のみならず家族の支援者となる

　早期に気づき、早期に対応をすることの重要性は前述しましたが、本人のみへの対応にとどまらず、家族の精神的支えもかかりつけ医の大きな役割の一つであり、相談役を求められていることも忘れないようにしましょう。

　認知症患者も介護者も相談しやすいのは、専門医よりも日頃から顔なじみで気持ちも通じているかかりつけ医です。専門医には相談しにくいことや、本人および家族が認知症との関連を認識せずにかかりつけ医に相談する問題のなかには、認知症に関わる事柄が多くあります。しかしながら、過去の調査においては、本人や家族による訴えや相談に対して「加齢によるもの」という否定的対応の体験者が多くみられたとの報告もあり、注意しなければなりません。

　認知症患者へのかかりつけ医の対応について、「認知症の人と家族の会」より以下のような要望が出されています。専門性についてのものよりも「関わり」「共感」「情報提供」等であり、認知症に限った特別なものが求められているわけではなく、そこから役割もみえてきます。

> 　たとえ認知症の専門家でなくとも、命の専門家として素人の家族に向き合っていただいて「私は専門家ではないからよくわからないけれども、一緒に認知症に向かい合っていきましょう」とおっしゃっていただけたら、それだけで家族はすごく勇気づけられるし、力を得ることになると思います。
>
> 〔認知症の人と家族の会　代表理事よりの要望〕

　また、認知症介護をするご家族が抱く苦悩の大きなものに、「見通しが立たない」「この先が分からない」というつらさがあります。先々が見えないという不安はとてもつらいものです。繰り返しになりますが、不安と混乱などのさまざまな心理状態のプロセスを理解した上での「共感」「関わり」「情報提供」などが求められます。

【認知症の人の介護者の受け入れ段階】
第一段階：戸惑い・否定的な心理状態
第二段階：否定から脱して受容しようとする段階
第三段階：改善への期待から、混乱・怒りなどの感情
第四段階：あきらめ・放棄などの感情
第五段階：受容し、新たなケアへの取り組み

上記のような心理状態が繰り返されるということをかかりつけ医としては、理解しておきたいと思います。

③ かかりつけ医の情報をいかす

かかりつけ医は、患者の日頃の性格や雰囲気を知っていることが多いため、元々の性格が変わったように感じたり、無頓着になったり、何となくだらしなくなったり、表情が乏しくなったり、というような変化はかかりつけ医であればこそ気づくことができるポイントです。また、家族の家庭状況や生活状態なども把握していることが多く、これらの情報は適切な指導や専門医療機関への情報提供に役立つとともに、介護サービスやケアプラン作成のための情報としても重要で、多職種の調整役として期待されています。このようなトータルでの情報提供はかかりつけ医だからこそできることと思われます。なお、情報提供や連携については別の項で説明します。

④ 地域での連携

①行政や地域医師会との連携

かかりつけ医は、多職種協働による地域包括ケアシステムや地域ケア会議等において重要な役割を果たす必要があります。地域包括支援センターなどと連携したシステム作りに取り組むことが求められ、地域医師会とも連携した活動が求められています。

我が国の高齢者施策全般の中核となる「地域包括ケアシステム」は、定義としては「高齢者が地域で自立した生活を営めるよう、医療・介護・予防・住まい・生活支援サービスの5つのサービスを、日常生活圏域内において有機的かつ一体的に提供するしくみ」とされており、国をあげて各地域での構築に取り組んでいます。そのまちづくりのためには、地域での医療の担い手であるかかりつけ医が中心となって役割を果たすことが大変重要であり、各地の地域包括支援センターと連携したネットワークの拠点としての役割もかかりつけ医や地域医師会には求められています。

②専門医療機関との連携

実際に認知症患者をかかりつけ医が診療していく際のポイントとしては、確定診断、

身体合併症の対応、ＢＰＳＤへの対応、在宅医療、訪問サービス、介護保険サービスやその他サービス等との連携があります。

　診断困難なケースや対応困難なケースなどは専門医療機関へ依頼することとなり、日頃より地域的な対応状況の把握やネットワークの構築が望まれます。これらには地域医師会の関与も大切ですが、実際問題として認知症患者の身体合併症の対応にはいまだ多くの課題や解決すべき事柄があり、医療機関の連携推進やチーム医療、多職種協働が強く求められています。

③多職種との連携

　また、介護保険サービスや地域支援事業や総合事業導入に際しても、行政のみならず、ケアマネジャーや地域包括支援センター等さまざまな連携が重要であり、日頃からの関係構築が望まれます。認知症医療のネットワークの特徴は、医療、介護、福祉など、それぞれがいずれも大切な柱となることです。そのためには、かかりつけ医は日頃より職種を超えた幅広い多職種の連携ができていることが望まれます。

⑤ 認知症医療のキーパーソンとして

　かかりつけ医の役割をまとめると、以下のようになります。

① 早期段階での発見・気づき役になる
② 認知症に対する相談や心配などに対して適切な対応をする
③ 日常的な身体疾患への対応、健康管理を行う
④ 家族の介護負担、不安への理解を示し、共感的な精神的支えとなる
⑤ 専門医との連携構築を行い、チームアプローチのコーディネーターとなる
⑥ 適切に専門医療機関への受診誘導を行う　→　医療連携
⑦ 地域の認知症介護サービス諸機関や多職種との協働・連携を行う

　認知症は、治癒や改善は困難な疾患ですが、進行を遅らせたり、本人の不安を軽減したり、家族や介護者の負担を軽くすることは十分可能と考えられます。そのためには早期発見・早期介入そして進行度に応じた適切な対応が重要であり、何よりも日頃から信頼され、関わりのあるかかりつけ医こそがそのキーパーソンであり、認知症の人のナビゲーターになれると考えます。

コラム	認知症カフェとは

　認知症カフェとは、認知症の人とそのご家族が、地域の方々や、医療・介護・福祉の専門家などと身近な場所で気楽に交流することのできる新しい場のことで、ヨーロッパで始まったスタイルを取り入れて、厚生労働省が2015年に発表した「新オレンジプラン（認知症施策推進総合戦略）」で中心施策のひとつとして位置づけられました。

　新オレンジプランの目的である、認知症の方が住み慣れた場所で自分らしく暮らすということのためには、介護者の支援という視点をもつことも重要であり、カフェという自然な雰囲気のなかで、当事者や介護者、そしてさまざまな専門家が交流を行うことで、認知症の方の生活の質を向上させることにつながります。

　カフェという名称ですが、認知症カフェを運営するための基準はとくにありません。開催場所も多様で、医療施設・介護施設・地域コミュニティセンター・個人宅・空き店舗などさまざまで、行われていることも色々とあります。自由に時間を過ごすことを目的としたカフェもあれば、歌やゲーム、散歩に園芸など、さまざまなプログラムを用意しているタイプもあったり、情報交換や勉強の場として活用されているところもあります。

　認知症カフェの効果としては、認知症当事者の方にとっては、居場所や安心感の獲得ともなり、ご家族の方にとっては負担軽減や他の方々から共感・情報などを得る場となります。地域の方々の認知症理解が深まることも期待できますし、地域で認知症を支えあう拠点のひとつともなります。

　このように「認知症カフェ」は、住民同士の支えあいが不可欠な「地域包括ケア」の構築のなかで重要な役割を果たすしくみのひとつです。　　　　　　　　　　　　　　　　　（瀬戸 裕司）

参考文献

1）本間昭「痴呆性高齢者の介護者における痴呆に対する意識・介護・受診の現状」、老年精神医学雑誌 2003；14；573 − 591
2）医学書院「認知症疾患治療ガイドライン 2017」日本神経学会監修
3）南山堂「治療 2015 Vol.97 No.3　認知症を診ていこう」本間昭 編集
4）日本医師会雑誌 第 147 巻・特別号（2）「認知症トータルケア」
5）社会保険研究所「かかりつけ医のための認知症マニュアル（初版）：日本医師会編集」

③ 認知症サポート医

　2003（平成 15）年高齢者介護研究会において取りまとめられた「2015 年の高齢者介護〜高齢者の尊厳を支えるケアの確立に向けて〜」のなかで、かかりつけ医は認知症の早期発見から終末期に至る地域生活全般において幅広い役割を担う存在として位置づけられ、認知症および地域ケアに関するかかりつけ医の知識と理解を高めるため、研修等のしくみを構築する必要性が提言されました。

　当時、認知症を専門とする医師を除いた多くの医師の認知症に関する知識は乏しい

状況であり、また認知症を専門とする医師もきわめて少ない状況でした。そのため、かかりつけ医が日常で診療している患者が認知症になっても気がつかなかったり、認知症のある人の高血圧症や糖尿病などの身体疾患の管理に適切な対応ができない、認知症の人や家族の不安を軽減できないなどの課題がありました。

1 認知症サポート医養成研修

　そこで国は日本医師会および国立長寿医療研究センターと連携し、2005（平成17）年度から地域における認知症に関する地域医療体制構築の中核的な役割を担う医師を養成する認知症サポート医養成研修事業を開始しました。事業の実施主体である都道府県・指定都市の長が都道府県・指定都市医師会と相談の上、地域において認知症の診療に携わっている医師、又は認知症サポート医の役割を適切に担えると認めた医師を対象として年に6回、全国で研修が行われています。

　認知症サポート医は地域における連携の推進役としての役割を期待されており、具体的には、①かかりつけ医の認知症診断等に関する相談・アドバイザー役となるほか、他の認知症サポート医（推進医師）との連携体制の構築、②各地域医師会と地域包括支援センターとの連携づくりへの協力、③都道府県・指定都市医師会を単位とした、かかりつけ医を対象とした認知症対応力の向上を図るための研修の企画立案および講師、を行うことが求められています。

　研修の内容としては、①かかりつけ医に対する認知症対応力向上研修の企画立案に必要な知識および効果的な教育技術、②地域における認知症高齢者を支えるために必要な介護分野の知識、地域医師会・地域包括支援センター等の関係機関との連携づくり並びに連携を推進するために必要な知識・技術、などの習得に資する内容とされています。

2 かかりつけ医認知症対応力向上研修

　この認知症サポート医との連携の下、2006（平成18）年度から、都道府県・指定都市は都道府県・指定都市医師会や郡市区医師会等と連携し、地域のかかりつけ医を対象とした「かかりつけ医認知症対応力向上研修」を行っています。かかりつけ医には、この研修を通じて、①早期段階での発見・気づき、②日常的な身体疾患対応・健康管理、③家族の介護負担・不安への理解、④専門医療機関への受診誘導、⑤地域の認知症介護サービス諸機関との連携、といった役割を担うことが求められています。

　認知症サポート医の現状と活動状況を把握するため、国立長寿医療研究センターでは、2005（平成17）年度から2016（平成28）年度までに認知症サポート医養成研修を修了した医師6,716名を対象として「認知症サポート医養成研修受講および活動実態に関するアンケート調査」を実施しました。2,591名から回答を得て、無

図1■認知症サポート医養成研修受講者の所属医療機関

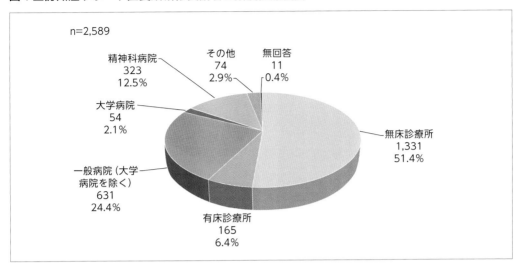

n=2,589

精神科病院　323　12.5%
その他　74　2.9%
無回答　11　0.4%
大学病院　54　2.1%
無床診療所　1,331　51.4%
一般病院（大学病院を除く）　631　24.4%
有床診療所　165　6.4%

図2■認知症サポート医養成研修受講者の診療科

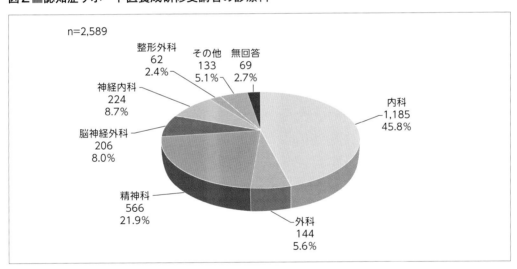

n=2,589

整形外科　62　2.4%
その他　133　5.1%
無回答　69　2.7%
神経内科　224　8.7%
脳神経外科　206　8.0%
内科　1,185　45.8%
精神科　566　21.9%
外科　144　5.6%

図3■活動状況

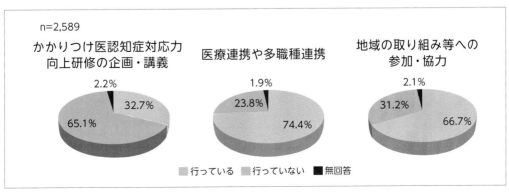

n=2,589

かかりつけ医認知症対応力向上研修の企画・講義
2.2%　32.7%　65.1%

医療連携や多職種連携
1.9%　23.8%　74.4%

地域の取り組み等への参加・協力
2.1%　31.2%　66.7%

■行っている　■行っていない　■無回答

図4■かかりつけ医から認知症の診療に関する相談

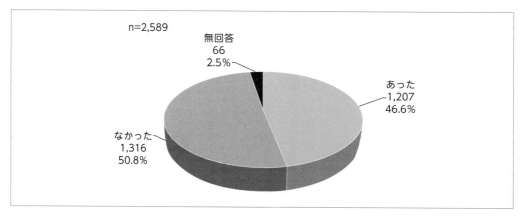

効票を除いた2,589票につき集計を行いました。

　所属の医療機関としては多い方から無床診療所、一般病院、精神科病院の順でした（図1）。

　また、主な診療科としては内科が45.8％と最も多く、精神科、脳神経外科、神経内科を合せて38.5％でした（図2）。

　活動状況としては、かかりつけ医認知症対応力向上研修の企画・講義に関わる医師は32.7％と少なく、医療連携や多職種連携、地域の取り組み等への参加・協力を行っている認知症サポート医が7割前後みられました（図3）。

　かかりつけ医から認知症の診療に関する相談を受けた認知症サポート医は46.6％でした（図4）。

　2017（平成29）年度老人保健健康増進等事業において設置された委員会において、認知症サポート医の役割について検討を行いました。委員会を通じて、認知症サポート医は「地域」においてコーディネート機能を担うことが必要という点で一致していました。また、認知症の人の生活を発症初期から終末期まで、人権や意思決定支援等を含む多様な面からバランスよく支えていく視点や地域の課題を見出し行政やその他の機関とも連携して地域づくりを行っていく視点も必要であることが指摘されました。

 認知症初期集中支援チーム

１ 認知症初期集中支援チームの定義と設立の背景

　認知症初期集中支援チームとは、チーム員医師（認知症専門医・認知症サポート医）の支援の下、看護師、作業療法士等複数の専門職が家族の訴え等により認知症が疑わ

れる人や認知症の人やその家族を訪問し、観察・評価を行った上で、家族支援などの初期の支援を包括的・集中的（おおむね６か月）に行い、専門医療機関やかかりつけ医と連携しながら認知症に対する適切な治療につなげ、自立生活のサポートを行うものです。

　認知症初期集中支援チーム創設の背景には、①早期対応の遅れから認知症の症状が悪化し、認知症の行動・心理症状（ＢＰＳＤ：Behavioral and Psychological Symptoms of Dementia）等が生じてから、医療機関を受診している例が散見される、②ケアの現場での継続的なアセスメントが不十分であり、適切な認知症のケアが提供できていない、③これまでの医療やケアは、認知症の人に「危機」が生じてからの「事後的な対応」が多かった、ことがあります。

　認知症初期集中支援チームは 2012（平成 24）年度からモデル事業として開始され、2015（平成 27）年度からは地域支援事業に位置づけられ、認知症施策推進総合戦略（新オレンジプラン）においては 2017（平成 29）年度末までにすべての市町村に整備されることとなりました。

② 認知症初期集中支援チームの対象者

　認知症初期集中支援チームが対象とする者は、40 歳以上で、在宅で生活しており、かつ認知症が疑われる人、又は認知症の人であり、医療・介護サービスを受けていない人、又は中断している人、医療・介護サービスを受けているがＢＰＳＤが顕著なため周囲が対応に苦慮している人です。

③ 認知症初期集中支援の流れ

①地域への広報活動
　設置された認知症初期集中支援チームが有効に機能するためには、まずはこのようなチームがあることが地域に周知される必要があります。また、その活動全般において、地域の医師会や病院、診療所、介護保険サービス事業所、家族会、民生委員などの理解と協力が重要です。

②対象者の把握
　本人、家族、近隣住民、民生委員やケアマネジャーからの相談、医療機関からの紹介等が対象者の把握のきっかけとなったり、また、市町村独自の把握事業等を通じて対象者を把握する場合があります。

③初回家庭訪問
　初回家庭訪問においては情報収集および評価と支援が行われます。収集・評価する

必要がある情報とは、病歴や生活状況（生活歴、経済状況、居住環境、日頃の過ごし方、趣味・楽しみ・特技等）、家族等の状況や介護対応力、利用しているサービス、認知機能、生活障害、身体状況、本人・家族の意向とニーズ、自立の可能性等です。

　初回訪問時の支援内容としては認知症初期集中支援チームができることについてわかりやすく提示すること、認知症に関する基本的な情報の提供、専門医療機関受診や介護保険サービス利用が本人や家族にメリットがあることについての説明、本人・家族への心理的サポートとアドバイス、具体的な各機関との連絡調整などがあります。

④チーム員会議の開催

　初回家庭訪問終了後、チーム員会議が開催されます。会議ではアセスメント内容の総合チェックを行い、専門医療機関への紹介の必要性の検討、受診に向けた適切な方法の検討、本人の状態にあった介護保険サービス導入に向けた検討等が行われ、初期集中支援計画が立案・検討されます。

⑤初期集中支援の実施

　初期集中支援計画に基づき、必要に応じて医療機関への受診勧奨・誘導や介護保険サービス利用の勧奨・誘導が行われます。また、チーム員による支援として、本人・家族への教育的支援、重症度に応じたアドバイス、身体を整えるケア、生活環境の改善、継続的な医療支援、服薬管理、介護保険サービスが必要な場合の調整、介護保険サービス以外の社会資源の活用、権利擁護に向けた調整等が行われます。

⑥初期集中支援の終了

　初期集中支援計画に基づいたチームとしての遂行業務について、一定程度の目的が達せられたと判断された場合に、初期集中支援は終了となります。初期集中支援終了時には、通常は医療・介護サービスへの引き継ぎが行われることが想定されています。

⑦引き継ぎ後のモニタリング

　本事業では、対象者が継続的にサービスを受けられているかどうかをモニタリングすることも事業内容に含まれており、具体的には認知症初期集中支援チームが、一定の期間を置いて、本人宅への訪問を実施したり、引き継いだ介護支援専門員への聞き取りを行ったりします。

4 認知症初期集中支援の有効性

　これまで行われてきた認知症初期集中支援の効果検証において、認知症そのものの進行を抑制する効果はないもののＢＰＳＤを軽減したり、介護負担を軽減する効果が

確認されています[1]。

⑤ 認知症初期集中支援におけるチーム員医師とかかりつけ医の役割

①チーム員医師の役割

　チーム員医師の役割は、チーム員会議に参加し、専門的見地からアドバイスを行い、かかりつけ医と連携しながら適切な支援につなげることです。また、必要に応じてチーム員とともにアウトリーチを行い相談に応じる場合もあります。

②かかりつけ医の役割

　通院中の患者で認知症が疑われた場合や、認知症の診断がついているがＢＰＳＤのため周囲が対応に苦慮している場合は、必要に応じて専門医療機関への受診を勧奨し、正確な診断・病状把握のもと適切な支援を受けられるようにすることが期待されます。支援に難渋する場合には地域の認知症初期集中支援チームの活用も念頭に本人・家族の意向に配慮しつつ地域包括支援センターや市町村に相談することが患者や家族にとってよりよい結果につながる可能性があります。

　また、通院中の患者について認知症初期集中支援チームから情報提供依頼があった場合には可能な限り協力したり、認知症初期集中支援チームと協働して支援することにより、本人・家族が地域で安心して生活を継続することにつながる可能性もあります。

引用文献

1）鷲見幸彦：2018 年度認知症初期集中支援チーム員研修会テキスト；認知症初期集中支援チームの流れとこれまでの状況（Available at：http://www.ncgg.go.jp/kenshu/kenshu/documents/2018-2-nagare.pdf）

 成年後見制度について

　成年後見制度は、自己決定の尊重・残存能力の活用・ノーマライゼーションといった新しい理念を取り入れ、認知症・知的障害・精神上の障害・発達障害などにより、物事を判断する能力が低下した成人について、本人に代わって法律行為や財産行為を行う「成年後見人」等を家庭裁判所が選任することにより、本人の権利を法律的に支援する制度であり、介護保険制度が創設されたのと同じ 2000（平成 12）年４月に民法改正により導入されています。

　そのようななか、2016（平成 28）年５月、成年後見制度の利用の促進に関する法律が施行され、2017（平成 29）年３月には、成年後見制度利用促進基本計画（以

下「基本計画」という。）が閣議決定されました。それを受けて裁判所は、従前の診断書の書式を改定するとともに、本人を支える福祉の関係者が本人の生活状況等に関する情報を記載し、医師に対し、本人の日常および社会生活に関する客観的な情報を伝えるためのツールとして、新たに「本人情報シート」というものの書式を作成しています。利用者がメリットを実感できる制度・運用の改善のみならず、利用者の意思決定支援という視点・身上保護を重視した制度改革であり、地域連携ネットワークづくりなどが掲げられています。

　これらを踏まえ、この項では、かかりつけ医が知っておくべき制度の概要と診断書の書き方について説明します。

■1 成年後見制度の種類について

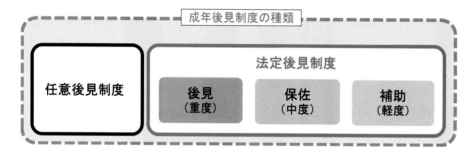

①任意後見制度：判断能力が不十分になる前に
　将来、判断能力が不十分となった場合に備えて、「誰に」、「どのような支援をしてもらうか」をあらかじめ契約により決めておく「任意後見制度」が利用できます。
②法定後見制度：判断能力が不十分になってから
　家庭裁判所によって、支援者として成年後見人等（成年後見人・保佐人・補助人）が選ばれる「法定後見制度」が利用できます。利用するためには、家庭裁判所に審判の申立てを行います。
　本人の能力に応じて、「後見」「保佐」「補助」の３つの制度が利用できます。

```
法定後見制度の３類型
```

本人の判断能力が不十分となったあと、家庭裁判所によって、選任されます。本人の判断能力に応じて「後見」「保佐」「補助」の３つの類型があります。

後見人	判断能力が欠けているのが通常の状態の方。 後見人には、財産管理についての全般的な代理権、取消権が与えられる。 （例）今どこにいるのか、家族が誰なのかがわからない、日常的に必要な買い物も自分ではできず、誰かに代わってやってもらう必要がある	原則として鑑定書が必要
保佐人	判断能力が著しく不十分な方。 保佐人には、特定の事項について、同意や取消ができ、本人が同意した事柄の代理行為ができる。 （例）通帳や印鑑をよく紛失、セールスを断れない、日常の買い物程度は単独でできるが、重要な財産行為は自分ではできない	原則として鑑定書が必要
補助人	判断能力が不十分な方。 本人が同意した事柄について、同意や取消、代理行為ができる。 （例）ほとんど自分自身で判断できるが、場合により援助が必要、重要な財産行為について、自分でできるかもしれないが、できるかどうか危惧がある程度	診断書のみで可

2 成年後見人の業務

　後見人の役割は、大きく分けて「財産管理」と「身上監護」の２つですが、以下に「できること」と「できないこと」について簡単な事例を例示します。

```
成年後見人の役割
```

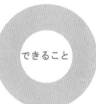

できること
・財産管理業務
　不動産売買、年金受給、保険金請求、遺産分割協議の参加など
・身のまわりの契約行為
　入院手続き、医療費の支払い、介護サービス契約、施設への入所契約など
・身のまわりの諸手続き
　郵便物の管理、確定申告、身体障害者手帳の交付請求手続きなど

できないこと
・身柄を引き取ること（身元保証人など）
・手術などの医療行為に同意すること
・本人の債務保証人になること
・婚姻、離婚、認知、養子縁組などの代理

身元保証人や医療行為の同意　➡　ご家族でなければできない
本人に遺言能力がなくなった場合　➡　遺言書はどのような方法でも作成できない

3 診断書作成依頼があった際の流れ

　家庭裁判所は、補助および任意後見の利用開始に当たり、医師の意見を聴取することが決められています。そのため、本人の精神の状態について記載された診断書が必要となります。

　また、後見および保佐については、原則として医師等の鑑定が必要となっていますが、診断書の記載内容等より明らかに鑑定の必要がないと認められる場合は、鑑定不要となり、診断書のみで審判されることがありますので、医師に対して、まずは診断書作成依頼がきます。

　その際の流れは、次の図の通りと考えられます。

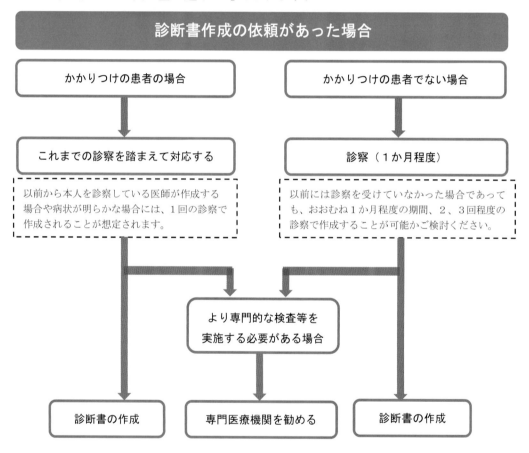

4 診断書記載ガイドラインについて

　診断書記載ガイドラインは、家庭裁判所が後見関係事件の判断を行う際の資料である診断書の記載における一般的基準を示したものです。

　診断書書式は、以下のように定められておりますので、本書式を用いて作成してください。

　診断書書式および診断書記載ガイドラインは、裁判所ウェブサイト内の「後見ポータルサイト」(http://www.courts.go.jp/koukenp/) に掲載されています。書式等は改定されることがありますので、診断書作成依頼があったときは、同サイトで最新の書式等を確認してください。

　「作成依頼の流れ」でも触れましたが、診断書は、鑑定の要否を検討する資料でもあり、まずは、補助・任意後見の場合と同様、医師の診断書提出が必要となります。

　以下にその記載要領について説明しますが、作成医師の氏名欄については、原則として自署が望まれます。

【表面】

(家庭裁判所提出用)

診 断 書（成年後見制度用）

（表 面）

1 氏名　　○○　○○　　　　　　　　　　　　　　　男　⦅女⦆

　　　　　　　　　　　　　　　○○○○ 年○　月○ 日生（○○　歳）

　　住所　○○県○○市○○町○○－○○

2 医学的診断

　　診断名（※判断能力に影響するものを記載してください。）

　　所見（現病歴，現症，重症度，現在の精神状態と関連する既往症・合併症など）

　　各種検査
　　　長谷川式認知症スケール　　　（□　　　点（　　　年　　月　　日実施）　□　実施不可）
　　　MMSE　　　　　　　　　　（□　　　点（　　　年　　月　　日実施）　□　実施不可）
　　　脳の萎縮または損傷等の有無
　　　　□　あり　⇒（□　部分的にみられる　　□　全体的にみられる　　□　著しい　　□　未実施）
　　　　□　なし
　　　知能検査

　　　その他

　　短期間内に回復する可能性
　　□　回復する可能性は高い　　　□　回復する可能性は低い　　　□　分からない

　　（特記事項）

3　判断能力についての意見
　□　契約等の意味・内容を自ら理解し，判断することができる。
　□　支援を受けなければ，契約等の意味・内容を自ら理解し，判断することが難しい場合がある。
　□　支援を受けなければ，契約等の意味・内容を自ら理解し，判断することができない。
　☑　支援を受けても，契約等の意味・内容を自ら理解し，判断することができない。

（意見）※　慎重な検討を要する事情等があれば，記載してください。

1/2

裏面に続く

94

【裏面】

（家庭裁判所提出用）　　　　　　　　　　　　　　　　　　　　　　　　　　　　　　（裏　面）

判定の根拠
(1) 見当識の障害の有無
　　　□　あり　⇒（□　まれに障害がみられる　□　障害がみられるときが多い　□　障害が高度）
　　　□　なし
　　[　　　]

(2) 他人との意思疎通の障害の有無
　　　□　あり　⇒（□　意思疎通ができないときもある　□　意思疎通ができないときが多い
　　　　　　　　　　　□　意思疎通ができない）
　　　□　なし
　　[　　　]

(3) 理解力・判断力の障害の有無
　　　□　あり　⇒（□　程度は軽い　□　程度は重い　□　顕著）
　　　□　なし
　　[　　　]

(4) 記憶力の障害の有無
　　　□　あり　⇒（□　程度は軽い　□　程度は重い　□　顕著）
　　　□　なし
　　[　　　]

(5) その他（※上記以外にも判断能力に関して判定の根拠となる事項等があれば記載してください。）
　　[　　　]

参考となる事項（本人の心身の状態，日常的・社会的な生活状況等）

※　「本人情報シート」の提供を　□　受けた　　　□　受けなかった

（受けた場合には，その考慮の有無，考慮した事項等についても記載してください。）

以上のとおり診断します。　　　　　　　　　　　　　　　　　○○○○年　○　月　○　日
　　　病院又は診療所の名称・所在地　　　○○県○○市○○町○○－○○
　　　担当診療科名　　　　　　　　　　　○○○○
　　　担当医師氏名　　　　　　　　　　　○　○　　　○　○　　　　　　　㊞

【医師の方へ】
　※　診断書の記載例等については，後見ポータルサイト（http://www.courts.go.jp/koukenp/）からダウンロードできます。
　※　参考となる事項欄にある「本人情報シート」とは，本人の判断能力等に関する診断を行う際の補助資料として，本人の介護・福祉担当者が作成するシートです。提供があった場合は，診断への活用を御検討ください。
　※　家庭裁判所は，診断書を含む申立人からの提出書類等に基づき，本人の判断能力について判断します（事案によって医師による鑑定を実施することがあります。）。

2/2

95

【表面】

診　断　書（成年後見制度用）　　　　　　　（表　面）

1　氏名　　　○○　　○○　　　　　　　　　　　　　　　　　　男　⦅女⦆

　　　　　　　　　　　　　　　○○○○　年○　　月　○　日生（　○○　　歳）

　　住所　　○○県○○市○○町○○－○○

2　医学的診断

❶　　診断名（※判断能力に影響するものを記載してください。）

❷　　所見（現病歴，現症，重症度，現在の精神状態と関連する既往症・合併症など）

❸　　各種検査
❹　　　長谷川式認知症スケール　　（□　　　　点（　　　　年　　　月　　　日実施）　□　実施不可）
　　　　　ＭＭＳＥ　　　　　　　　（□　　　　点（　　　　年　　　月　　　日実施）　□　実施不可）
　　　　脳の萎縮または損傷等の有無
　　　　　□　あり　⇒（□　部分的にみられる　　□　全体的にみられる　　□　著しい　　□　未実施）
　　　　　□　なし
❺　　知能検査

❻　　その他

❼　　短期間内に回復する可能性
　　　　□　回復する可能性は高い　　　□　回復する可能性は低い　　　□　分からない

　　　（特記事項）

❶　本人の判断能力に影響を与えている診断名を記載します。判断能力に影響を与えていない内科的疾患名等の記載は必要ありません。通常の診療によって得られる診断名で十分ですが、可能であればＩＣＤコードの記載が望まれます。

❷　診断を導く根拠となる症状等について、その内容、発症時期、経過等を簡潔に記載します。また、現病歴、既往疾患のうち、現在の精神状態に影響を与えるものがある場合も、この欄に記入します。

❸　診断書書式には、判断能力に関する医学的判断をする際の代表的な検査項目を掲げています。それらを実施した場合は、その結果および実施年月日を必ず記載してください。他院での結果等を利用できる場合は、それを用いることも可能です。

❹　検査は、本人の症状に照らして、通常の診断を行う際に必要な範囲で十分であり、記載されている項目を殊更行う必要はなく、必要項目のみで十分です。

❺　知能検査を行った場合は、検査方法名、検査結果、判定、検査年月日について記

載します。

❻　その他の検査の場合も、検査方法名、検査結果、判定、検査年月日について記載します。

❼　診断を導く根拠となった病状の短期間での回復可能性の有無、その判断根拠を記載します。なお、回復可能性が高い場合は、その理由についての記載は必須事項です。

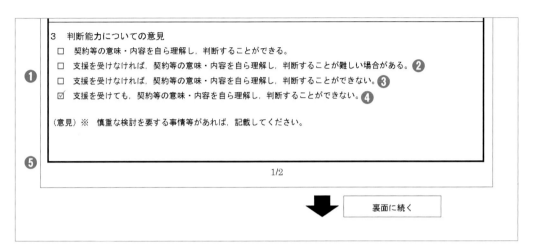

❶　この欄は、裁判所が本人の判断能力を判断するための参考となる意見を記載します。なお、チェックボックスへのチェックでは的確に意見が伝えられない場合や、慎重な検討を要する事情がある場合には、意見欄にその内容を記載してください。

　　チェックボックス中の「契約等」は、一般に契約書を必要とするような重要な財産行為を想定しており、また、「支援」とは、家族等の身近な人によって提供されることが期待される適切な援助行為を想定しています。これらの表現は意思決定支援の考え方に基づき改められています。

❷　補助類型の申し立てを想定しています。

❸　保佐類型の申し立てを想定しています。

❹　後見類型の申し立てを想定しています。

❺　これらのチェックにおいて、本人に対して現実に提供されている援助行為等について調査する必要はありません。

【裏面】

（家庭裁判所提出用）　　　　　　　　　　　　　　　　　　　　　　　　　（裏　面）

判定の根拠

❶
(1) 見当識の障害の有無
　　□　あり　⇒（□　まれに障害がみられる　□　障害がみられるときが多い　□　障害が高度）
　　□　なし
　　[　　　　　　　　　　　　　　　　　　　　　　　　　　　　　　　　　　　　]

❷
(2) 他人との意思疎通の障害の有無
　　□　あり　⇒（□　意思疎通ができないときもある　□　意思疎通ができないときが多い
　　　　　　　　　□　意思疎通ができない）
　　□　なし
　　[　　　　　　　　　　　　　　　　　　　　　　　　　　　　　　　　　　　　]

(3) 理解力・判断力の障害の有無
　　□　あり　⇒（□　程度は軽い　□　程度は重い　□　顕著）
　　□　なし

❸
　　[　　　　　　　　　　　　　　　　　　　　　　　　　　　　　　　　　　　　]

(4) 記憶力の障害の有無
　　□　あり　⇒（□　程度は軽い　□　程度は重い　□　顕著）
　　□　なし
　　[　　　　　　　　　　　　　　　　　　　　　　　　　　　　　　　　　　　　]

❹
(5) その他（※上記以外にも判断能力に関して判定の根拠となる事項等があれば記載してください。）
　　[　　　　　　　　　　　　　　　　　　　　　　　　　　　　　　　　　　　　]

❺　参考となる事項（本人の心身の状態，日常的・社会的な生活状況等）

❻　※　「本人情報シート」の提供を　□　受けた　　□　受けなかった

　　（受けた場合には，その考慮の有無，考慮した事項等についても記載してください。）

---

❶　(1)～(4)の項目の障害の有無についてチェックを入れます。「あり」とした場合は、その程度欄のチェックを忘れないようにしてください。

❷　「あり」と判断された場合は、その判断根拠についての内容の記載を行います。

❸　なお、判定に際して、チェックボックスへのチェックのみでは的確に意見が伝えられない場合や説明を要する事情等がある場合にも、各項の下の空欄にその内容を記載します。

❹　「(5)その他」については、(1)～(4)の記載のみでは判断の根拠として不十分な場合に、判断能力に関する意見を導いた根拠の記載をします。

❺　「参考となる情報」は、判断能力の程度判定までは至らないものの、本人の状態や生活状況などで、裁判所が把握しておいたほうがよいと思われる状況があれば、記載してください。

❻　福祉関係者や支援者等より「本人情報シート」の提供を受けた場合は、「受けた」の欄にチェックを入れます。その際、診断に際してその内容を考慮した点があれば、

その内容等の記載をします。考慮する点がなかった場合にも、その旨の記載をします。（なお、「本人情報シート」は、必ず考慮するものではなく、あくまでも参考情報です）

参考文献

最高裁判所事務総局家庭局：「成年後見制度における診断書作成の手引・本人情報シート作成の手引」

※診断書書式や手引の内容は改定されることがありますので、裁判所ウェブサイト内の「後見ポータルサイト」(http://www.courts.go.jp/koukenp/) に掲載されている最新の書式等を確認してください。

 認知症高齢者の運転免許更新に関する診断書作成について

1 高齢者の運転免許更新に関わる診断書とかかりつけ医の役割

2017（平成29）年3月12日より改正道路交通法が施行され、75歳以上の高齢者が運転免許を更新する際には、運転免許センターにて認知機能検査が行われて、第1分類（認知症のおそれがある）とされた人については、医師の診断書が求められることになりました。その際、認知症と診断され、その旨の診断書が提出された場合は、公安委員会にて運転免許が取り消されることになります。

すなわち、かかりつけ医の先生方は、認知症の診断を通して、認知機能に衰えのある高齢者の自動車運転についてのゲートキーパーの役割を担うことになったともいえましょう。

元来、かかりつけ医には、患者が住み慣れた地域において健康で安全な社会生活が送れるよう指導・支援を行う役割が求められておりました。

すなわち、たとえば疾病により、あるいは高齢に伴って歩行が不安定となり転倒のリスクが高い患者に、杖や車いすを用いて移動するように指導するのと同様に、明らかに認知機能の障害が進みつつあり、自動車運転に危険が予想されるケースにおいては、運転を断念するよう説得し、また、運転免許更新の際に診断書を求められた際には、適切に診断することが重要と考えます。

その際、認知症の診断を行うべきケースにあっては、単に診断書を交付するのみならず、認知機能検査の結果がよくないことを説明し、診断書提出後の公安委員会での審査において免許証の更新が認められない可能性が高いことをていねいに伝えることが大切です。

これによって、患者から免許証の更新を断念する旨の申し出があった場合、診断書を作成しないで、運転免許証更新の手続きの取り下げを指導するのも一法でしょう。

2 診断書作成に際して日常生活への適応状況の把握の重要性

　一方では、認知機能の低下がみられても、明らかに認知症のレベルとは判断しきれない境界域（軽度認知障害（MCＩ：Mild Cognitive Impairment））のケースも少なくありません。

　すなわち、軽症であっても認知症と診断すると免許更新が拒否されることに対して、MCＩの診断では暫定的（半年～１年）ながら運転が認められるため、重要な判断の場面にかかりつけ医の先生方は直面することになりました。

　これらのケースにおいては、慎重な診断が求められます。長年のかかりつけの患者であれば、認知機能障害の経時的進行の様子を日頃の診察から、また、生活における支障（障害）の有無およびその内容を患者ならびに家族からおおむね把握できているケースが多いと思われますが、外来受診がきわめて不規則であったり、診察に際して日常生活の様子をほとんど語らない患者については、家族にも情報を確認することが望ましいと考えます。

　認知症、とくにアルツハイマー型認知症（ＤＡＴ）の患者では、日常生活の障害をきたしていても、自分でできていると主張する人が多いからです。

　認知症の診断には、認知機能の障害によって日常生活に支障をきたしていることを確認することが必須で、認知症の定義（表１：介護保険法、ＤＳＭ－５）に明示されております。すなわち、他方ではある特定領域において認知機能の明らかな障害がみられたとしても、日常生活に支障を生じていなければ厳密には認知症とは診断できないことになります。

表１■認知症の定義

① 介護保険法第５条の２：
脳血管疾患、アルツハイマー病その他の要因に基づく脳の器質的な変化により、日常生活に支障が生じる程度にまで記憶機能およびその他の認知機能が低下した状態
② ＤＳＭ－５（米国精神医学会（ＡＰＡ）が策定した「精神疾患の診断・統計分類 第５版」）：
Ａ．１つ以上の認知領域（複雑性注意、実行機能、学習および記憶、言語、知覚－運動、社会的認知）において、以前の行為水準から有意な認知の低下がある
Ｂ．毎日の活動において、認知欠損が自立を阻害する（すなわち、最低限、請求書を払う、内服薬を管理するなどの、複雑な手段的日常生活動作に援助を必要とする）
Ｃ．その認知欠損は、せん妄の状況でのみ起こるものではない
Ｄ．その認知欠損は、他の精神疾患によってうまく説明されない（例：うつ病、統合失調症）

3 日本医師会・診断書作成の手引き

　改正道路交通法の施行にあたり、日本医師会では、「かかりつけ医向け 認知症高齢

者の運転免許更新に関する診断書作成の手引き」（以下、手引き）を作成し、法施行前の 2017(平成 29)年３月８日よりホームページに公開しております。図１（→ 104 頁）に改正法に基づく診断書作成の手順を、フローチャートにてお示しします。

　ここで、認知症を診断するにあたって、必ず、改訂長谷川式簡易知能評価スケール（ＨＤＳ－Ｒ）、ミニメンタルステート検査（ＭＭＳＥ）等の認知機能検査を行うことを求めています。

　その際、認知症の可能性を推測する目安として、両スケールとも 20 点以下の評点と定めております（表２）。

表２■認知症スクリーニング検査として用いられる２つの代表的評価尺度および認知症を推測するカットオフ値

①	改訂長谷川式簡易知能評価スケール（ＨＤＳ－Ｒ）	認知症の可能性を検討 ≦ 20 点 /30 点
②	ミニメンタルステート検査（ＭＭＳＥ）	認知症の可能性を検討 ≦ 20 点 /30 点

　近年、アルツハイマー型認知症の早期治療を可能とする観点から、ＭＭＳＥにおける認知症のカットオフ値を 23/24 点とする意見もありますが、手引きでは、Folstein MF らの原著論文のカットオフ値 20/21 を採用しています。

　以上の評価スケールの点数はあくまで目安であり、もともとの知的障害、失語症の有無、症状進行の様式等を勘案し、さらに、日常生活への障害の有無、そのレベルを精査の上、必須ではありませんが可能であれば画像所見も加味して診断いたします。

　また、両スケールを実施するにあたり、自動車運転能力との関連が示唆されている下位評価項目（表３）に注目することも有用と思われます。

表３■評価尺度（下位項目）のうち、特に注目すべき項目
ＨＤＳ－Ｒ、ＭＭＳＥともに、これらの総得点のみで認知症と直ちに診断することはできない。一方、これらの尺度の下位項目のいくつかは、自動車運転の能力と深く関連していると思われるものがある。

連続７減算（100 から７を順次引いて答える質問項目）

論理的ワーキングメモリ、注意機能の評価　⇒　同時処理能力低下、モニタリング機能低下

描画（二重五角形模写）

視空間認知構成能力の評価　⇒　道に迷う、失行

　一方、レビー小体型認知症（ＤＬＢ）、前頭側頭型認知症（ＦＴＤ）等では、評点が高くても認知症と診断すべきケースも存在します。

　手引きでは、人格変化、行動障害がみられるケース、躁うつの感情障害、幻覚妄想

症状がみられるケース、意識レベルの変動ないし一過性の意識障害がみられるケース等は、認知症専門医療機関に診断を委ねることを推奨しています。

④ 改正道路交通法施行後 1 年の状況

警察庁の発表によりますと、2017（平成 29）年 3 月 12 日の改正法施行日から2018（平成 30）年 3 月 31 日までの 1 年間に 210 万 5,000 人が運転免許証の更新のための認知機能検査を受検し、うち 5 万 7,000 人（全受検者の 2.7％）が認知症のおそれのある第 1 分類と判定されています。

このうち、医師の診断を受けた人は 1 万 6,470 人で、残りの約 4 万人は免許証の自主返納ないしは更新手続きを中止したケースと思われます。

一方、医師の診断により運転免許取り消しとなった人は 1,836 人（診断を受けた人の 11.1％）にとどまっています。

また、診断に協力した医師数は 6,000 名に達したとのことですが、この中には多くのかかりつけ医の先生方が含まれていると推察されます。

⑤ 診断書作成にあたって、今後、特に留意していただきたい点

上述のように免許証の自主返納のケースは、免許更新の認知機能検査で第 1 分類（認知症のおそれがある）とされた人の 70％に上ると推察されています。

ここで、認知症の診断を行う際に過剰診断とならないように、さらに、自主返納を過剰に勧めないことも大切です。すなわち、注意していただきたいのは、記銘力障害等の認知機能障害が明らかに認められ、ＨＤＳ－Ｒ、ＭＭＳＥの点数が 20 点以下であっても、図 1（→ 104 頁）、表 1（→ 100 頁）に記載の通り、日常生活への支障がみられなければ認知症と診断できないということです。

たとえば、上記ＨＤＳ－Ｒ、ＭＭＳＥの評点が 18 点であった場合でも、ていねいに日常生活の状況を確認し、日常生活が支援なく送れている場合、ＭＣＩと診断することになります。

この場合、診断書に認知症（①〜⑤）ではなく⑥（認知症ではないが認知機能の低下が認められ、今後認知症となるおそれがある：ＭＣＩ）と記載いたしますと、公安委員会で審査の上、6 か月〜 12 か月の免許が認められます。その後、免許継続を希望する場合、通常の高齢者の運転免許有効期間 3 年より短い 6 か月〜 12 か月の期間ごとに、慎重にＭＣＩから認知症へ進行していないかどうかを確認しながら、診断書の提出が求められることになります。

認知症とＭＣＩとの鑑別が困難なケース、また、ＨＤＳ－Ｒ、ＭＭＳＥが比較的高得点であっても、認知症の行動・心理症状（ＢＰＳＤ：Behavioral and Psychological Symptoms of Dementia）がみられ、前頭側頭型認知症（ＦＴＤ）、

レビー小体型認知症（ＤＬＢ）等が疑われるケース等については、専門医へ相談することが大切です。

　このように、運転免許更新に関わる診断書の作成は、かかりつけ医と専門医との地域における日頃の連携を深める機会にもなります。

6 運転免許証を失った高齢者へのかかりつけ医の支援

　最後に、運転免許証を失った高齢者が引きこもり、社会活動から遠ざかることのないよう支援することも、かかりつけ医の新たな重要な役割と考えます。

　介護保険制度が 2000（平成 12）年４月にスタートして 20 年近く経過し、要介護状態の高齢者への制度利用はしっかり定着してきました。

　一方で、虚弱な高齢者が要介護状態にならないような介護予防へ向けた地域活動、医療と介護の有機的連携をめざした地域包括ケアシステムの充実が急務となっております。

　このなかで、運転免許証を失った高齢者が自宅に引きこもり孤立することなく、地域活動が活発に継続するよう、生活上の情報提供を行い、地域包括支援センターをはじめ、市町村行政と連携して相談・支援、健康指導にあたることはきわめて重要で、かかりつけ医の先生方の新たな役割といえましょう。

図1■かかりつけ医による診断書作成フローチャート

※緑色部分は診断・医学的判断，青色部分は患者への対応についての留意点

　　かかりつけ医には，基本的に患者が健康で安全な社会生活が送れるよう指導・支援を行う役割が求められます。すなわち，疾病により，あるいは高齢に伴って歩行が不安定で転倒のリスクが高い患者に，杖や車いすを用いて移動するように指導するのと同様に，明らかに認知機能の障害が進みつつあり，自動車運転に危険が予想されるケースにおいては，運転の断念を説得し，また，免許更新の際に診断書を求められた際には，適切に診断することが重要です。一方，認知機能低下がみられても，明らかに認知症のレベルとは判断しきれない境界域(軽度認知障害：MCI)のケースも少なくありません。

　　診断書作成にあたっては，画像検査は必須ではありませんが，認知機能検査(＊HDS-R，または，＊MMSE)は必ず実施してください。運転免許センターにおける認知機能検査において第1分類に判定された人は，＊CDR1以上の認知症が強く疑われるレベルに該当しますので，医療機関受診時に行った認知機能検査(HDS-R，MMSE)が20点以下であれば，認知症の可能性が高いと考えられます。以上は，認知症の原因疾患の約6割を占めるアルツハイマー型認知症(DAT)にとくに当てはまります。緩徐に進行する認知機能障害が確認され，日常生活にも支障がみられ，HDS-R，MMSEの得点が上記以下の患者は，DATを念頭に総合的に診断していただきます。また，これらの得点が概ね21点以上かつ概ね25点以下で，進行性の認知機能低下があれば，MCIの可能性を検討します。

　　また，レビー小体型認知症(DLB)，前頭側頭型認知症(FTD)等では，検査得点が高くても認知症として診断すべきケースがあります。人格変化，行動障害がみられるケース，躁うつの感情障害，幻覚妄想症状がみられるケース，意識レベルの変動ないし一過性の意識障害がみられるケース等は，専門医療機関の診断が望ましいと考えられます。さらに，もともとの知的障害，失語症を伴う等で，HDS-R，MMSEの得点から認知症の存在を推理することが難しいケースも同様です。

＊HDS-R：改定長谷川式簡易知能評価スケール
＊MMSE：ミニメンタルステート検査
＊CDR：Clinical Dementia Rating(米国CERAD：Consortium to Establish a Registry of Alzheimer's Disease作成の認知症重症度の評価尺度で，0.5：認知症疑い，1：軽度認知症，2：中等度認知症，3：重度認知症)

※1

　少なくとも1年以上定期的に診察を行っており，患身の状態，生活状況を，可能であれば家族からの情報もよく把握できている患者。また，認知機能の障害につ患者自身にもよく説明し，理解を求めることが重要で(⇒※5②参照)

診断書作成の依頼があった場合

※5

①全くの初診，または，きわめて不定期の受診で，病状，状況の把握がほとんどできていないケースについても，および家族が診察に対して協力的で，十分な診察を行うができれば，HDS-R，MMSE等を実施の上で，家族等日頃の生活状況を確認の上，総合的に診断を行ってもよ

②一方，認知症が強く疑われるも，認知機能低下を強固にする，または，認知症ではない旨の診断書発行を強く求めケースについては，きわめて慎重な対応が求められる。らのケースにおいては，診断書作成に係る診察，検査を診療で行うこと自体が適切でない場合もある。この場合門医療機関の受診方法につき警察の運転免許担当部局談する。

　また，患者の求めに応じて，医学的根拠なしに，認知症ない旨の診断書を作成することは厳に慎まなければならない

※2

DATのように，緩徐に進行する認知機能の低下が，日常の継続的な診察で確認される場合，臨床所見とともに受診時の認知機能検査(HDS-R，MMSE等)の点数を総合して診断を行う。患者が承諾すれば，他の医療機関に保険診療として画像検査を依頼し，その所見を加えてもよい。

※3

認知症としての診断を行う場合，患者に検査結果が良くないことを伝え，診断書の提出によって，公安委員会の審査で免許証の更新が認められない可能性が高いことを説明する。その際，患者から免許証の更新を断念する旨の申し出があった場合，診断書を作成しないで，運転免許証更新の手続きの取り下げを指導するのも一法である。

境界域の患者をMCIと診断することも可能である。この場合，免許証の更新は認められるが，半年後に再検査が求められる。

かかりつけの患者の場合
　※1

これまでの診療をふまえて対応する
　※2

臨床所見等から認知症と診断できる場合，診断の上，記載する
　※3

かかりつけの患者でない場合
　※5

画像検査が必要のため記載できない等の場合，専門医療機関を勧める
　※6

臨床所見・検査結果等からは診断しにくい場合，専門医療機関の診断を勧める
　※4

※6

1回の診察のみで，しかも普段の生活状況とその障害の有無，さらにこれらの継時的推移について，家族等からの情報が全く得られないケースにおいては，専門医療機関で診断を受けることを勧める。紹介受診に同意が得られない場合，専門医療機関の受診方法につき警察の運転免許担当部局に相談する。

臨床所見，認知機能検査，家族等からの情報を総合しても，診断が困難な場合も同様である。

※4

臨床所見，家族からの本人の生活状況の情報を総合しても認知症とは判断しにくいが，HDS-R，MMSE等の点数が著しく低いケース，また，これらの点数が高いが，人格変化，行動の障害が目立つ，幻覚妄想症状がみられる，躁状態またはうつ状態を伴っている，一過性の意識障害のエピソードがみられる等のケースは，専門医療機関で診断を受けることを勧める。

紹介受診に同意が得られない場合，専門医療機関の受診方法につき警察の運転免許担当部局に相談する。

認知症支援とかかりつけ医の役割

■1 認知症の本人の意思決定支援

①きわめて重要となる「意思決定支援」

　厚生労働省は、「終末期医療」という表現は、一般的に余命幾ばくもないと誤解され、本人の視点で表現した場合にふさわしくないと判断し、「人生の最終段階における医療」へ表記を改めました。たとえば、脳卒中後の嚥下障害により誤嚥性肺炎を発症するステージが「人生の最終段階」と想定されています。2007（平成19）年5月に厚生労働省が示した「終末期医療の決定プロセスに関するガイドライン」も2015（平成27）年3月に「人生の最終段階における医療の決定プロセスに関するガイドライン」に改訂されました。さらに、2018（平成30）年3月には、医療現場以外の在宅や介護施設でも普及を促進するため、「人生の最終段階における医療・ケアの決定プロセスに関するガイドライン」に改められ、これまでの「患者」を「本人」に変更し、認知症等を考慮し、意思表示ができなくなる可能性があるため本人との話し合いが繰り返し行われることが重要である等が追記修正されました。

　医療専門職が本人や家族に対して説明する際に、すべてを説明することよりも現存する問題点に対して合意を形成する上で情報提供を行い、提供された情報について本人や家族が理解を深めているかどうかについて確認を行うことが重要となります。一方で、本人が医療に対して素人であると同様に、医療専門職は初めて出会う本人の人生に対して素人であり、本人自身の専門家である本人から最善の選択にかなうための情報を教えてもらう態度が医療専門職には求められます。臨床所見の改善等の医学的最善が本人にとって最善とは限らず、医学的に無益なことが必ずしも患者にとって無益とは限らないことは留意すべきです。

②「人生の最終段階における医療・ケアの決定プロセスに関するガイドライン」について

　「人生の最終段階における医療・ケアの決定プロセスに関するガイドライン」のポイントを示します。

---

① 医療・ケアチームで考えること、1人の医療者で独善的な判断をしないこと
② 徹底した合意形成主義で、何より本人の意思を尊重し、家族の気持ちに寄り添う
③ 体も心も苦痛の少ない状態でなければ、人生の最終段階における医療において意思決定は難しくなるため、緩和ケアが重要となる

　「本人の意思の確認ができる場合」に、本人の意思決定能力の評価や本人の理解を高める説明方法を考慮します。「してほしいこと」のみならず、「してほしくないこと」にも留意します。「本人の意思が確認できない場合」には、事前指示やアドバンス・ケア・プランニング（ＡＣＰ）の有無について、家族、かかりつけ医等に確認します。

　本人の意思が確認できない場合は、家族等の代行判断者が本人にとってふさわしいかどうかも踏まえ、医療・ケアチームで慎重に判断するプロセスでは、チームの全職種が『本人の幸せ』を願っていることが肝要となります。病態等により医療内容の決定が困難な場合や家族のなかで意見がまとまらない場合には、複数の専門家で構成された委員会から治療方針の決定や助言を得ることとなります。

　求められるべきは、一連の意思決定プロセスにおいて、本人の意思決定を周囲の皆で支えており、本人の価値観、人生観に寄り添い共に考える姿勢なのです。医師と本人双方が意思決定に関与する「Shared Decision Making：相互参加型モデル」が推奨されており、胃瘻の是非を問うものではなく、話し合いのプロセスを重視し、そのプロセスから得られた結果を尊重することとなります。

② 認知症を支えるケア・リハビリテーション

①認知症ケアの重要性

　認知症は、診療報酬上においても、高血圧症・糖尿病・脂質異常症と横並びの一般かかりつけ医が日常的医学管理を行う疾患に位置づけられています。認知症が他の疾患と異なる点は、治療に関する特効薬が存在しない代わりに、薬以外のケアや環境調整で認知症の行動・心理症状（ＢＰＳＤ：Behavioral and Psychological Symptoms of Dementia）等の症状の改善が望めることです。認知症の記憶障害は進行しますが、感情はクリアに保たれており、ＢＰＳＤの出現もなく、本人が落ち着いているときは、穏やかな表情で何気ない日常会話のキャッチボールも可能です。したがって、そういった穏やかな時間をできる限り保つケアの提供が重要となります。

　ＢＰＳＤには、徘徊や異食、攻撃的言動等の陽性症状と抑うつ症状等の陰性症状がありますが、本人の心の葛藤や不安感に端を発し、ＢＰＳＤが出現します。じっとしていられない不安感や暴力でしか表現できないもの悲しさが心に潜んでいます。ＢＰＳＤの対応としては、非薬物療法が原則とされ、ケアのアセスメントが鍵を握るため、介護現場では、本人の心が落ち着くことをめざし、多角的な視点から日々アセスメントを行っています。

　本人の生活史に着目し、生い立ちから仕事、趣味趣向、生きがいとしてきたこと等からケアに応用できることを探求します。脱水や便秘等の健康状態により不穏を誘発していないか、知らない間にベッド柵で肋骨を骨折していないか等についても評価します。認知症の本人は、不特定多数の人とコミュニケーションをとることが苦手であ

るため、特定の顔馴染みの関係にある人と接触するように支援します。併せて、本人にとって、馴染みのある環境設定も重要となり、介護施設においても、心のよりどころとなる仏壇や愛着ある品々、家族との写真等を持ち込んで頂くことによる本人の「居場所づくり」が推奨されています。また、認知症の進行によって、本人に応じたアクティビティの参加により、心の平穏や安心につながることも有効です。認知症が進行しても、体に染みついた「昔取った杵柄」の記憶はかなりの間留まるため、箸を持ってご飯を食べることは一定程度認知症が進んでも十分可能です。介護施設の集団生活の場において、炊事場でご飯を炊く際の米洗いや食器を洗うことも同様に可能であることが多く、本人にとっても社会参加できているという安心感が芽生えます。介護職員は、現場のアセスメントにおいて、目の前の利用者のために、どういったケアの提供がよいのかといった解のない方程式を連日解いており、かかりつけ医も、これらのケアの重要性に鑑み、共に取り組んで支援やアドバイスをすることが有用と考えられます。認知症の本人は、ときには自殺したくなる程の不安に駆られ、もっとも辛い状況にあることを踏まえ、何事も否定することなく、想いやりある受容と共感の姿勢で接し、何よりも本人の尊厳を保持することを忘れてはなりません。

②認知症リハビリテーションの活用

　近年、生活期リハビリテーションにおいて、脳卒中・廃用症候群・認知症の疾患モデルが提唱され、認知症リハビリテーションが診療報酬、介護報酬で評価されるに至っています。2006（平成18）年度介護報酬改定において、老人保健施設の軽度認知症の入所者に対し、在宅復帰に向けた生活機能回復を目的として、入所から3か月以内に短期集中的に行うリハビリテーションを評価する「認知症短期集中リハビリテーション実施加算」が位置づけられました。その後、2009（平成21）年度の介護報酬改定において、報酬評価を高め、介護療養型医療施設および通所リハビリテーションにも普及すると共に、対象を中重度の認知症にも拡大しました。2014（平成26）年度の診療報酬改定では、認知症治療病棟においても「認知症患者リハビリテーション料」が導入されています。

　認知症リハビリテーションは、骨折や安静による廃用症候群等に対する「認知症を有する人の身体面を主とするリハビリテーション」と認知症の中核症状を標的とする「認知症そのものを対象とするリハビリテーション」をコンビネーションで取り組むことが基本となります。認知症リハビリテーションには、運動療法・作業療法・学習療法・記憶訓練・回想療法・現実見当識訓練・芸術療法・音楽療法・アロマセラピー・動物介在療法等が挙げられます。認知症短期集中リハビリテーション実施加算に必要な条件は下記の通りです。

1．対象者を限定
2．医師の指示のもとに実施
3．短期集中的に実施
4．適切なアセスメントを行いリハビリテーションの目的を明確化
5．一定のプログラムを準備
6．専門職が関わる
7．個別対応
8．わかりやすい目標

　一般的なリハビリテーションと同様に、医師の指示のもと、専門職が関わって適切にアセスメントすることがポイントとなります。

　認知症リハビリテーションの効果として、臨床的認知症重症度（NMスケール）・抑うつの改善、ＢＰＳＤの改善傾向、認知機能（ＨＤＳ－Ｒ）・意欲・ＡＤＬ（Barthel Index）の維持等がみられています。もっとも重要なことは、認知症リハビリテーションにおいても、実施することが目的ではなく、これらのプロセスを経て、いかに活動や社会参加へつながるかがアウトカムであることを認識すべきです。

③かかりつけ医への期待

　かかりつけ医の機能には、医療的機能と社会的機能の２つの機能があります。医療的機能では、日常行う診療においては、患者の生活背景を把握し、自己の専門性に基づいて医療の継続性を重視した適切な診療を行い、自己の範疇を超えるさまざまな診療科にわたる広い分野においては、地域における連携を駆使して、的確な医療機関への紹介（病診連携・診診連携）を行い、患者にとって最良の解決策を提供することとされています。また、自らの守備範囲を医師側の都合で規定せず、患者のもちかける保健・医療・福祉の諸問題に、何でも相談できる医師として全人的視点から対応することが求められています。

　一方、社会的機能においては、日常行う診療の他には、地域住民との信頼関係を構築し、健康相談、健診・がん検診、母子保健、学校保健、産業保健、地域保健等の地域における医療を取り巻く社会的活動、行政活動に積極的に参加するとともに保健・介護・福祉関係者との連携を行うこととされ、地域の高齢者が少しでも長く地域で生活できるよう在宅医療に理解を示すことが望ましいとされています。

　地域包括ケアシステムの構築に当たり、かかりつけ医の社会的機能が大いに期待されています。既に、「地域貢献活動」が一部の診療報酬・介護報酬の算定要件にも規定されています。地域貢献活動とは、医療機関や介護事業所が住民を対象として、健康づくり講座・介護者教室・介護予防講座等の開催、地域の町内会や公民館あるいは

民生委員の会合等での出前講座、施設自らによる認知症カフェ等の定期的な集いの場の開催、住民向け医療介護相談窓口の設置等を行うことです。こういった取り組みは、全国各地域で広がりを見せており、住民からはたいへん歓迎され、住民とのネットワーキング構築への期待も高まっています。

　現在、わが国の介護予防の取り組みとして、各地の住民主体の通いの場をより効果的・継続的に実施するために、医療介護専門職等の連携や専門職の関わり方の議論がなされています。また、市町村が取り組む地域ケア会議やフレイル対策についても専門職の関与が期待されており、地域の随所で専門職が関わることによる取り組みの質の向上が期待されています。

　要支援・要介護の原因は、生活習慣病関連が5割、老年症候群関連が3割であり、脳卒中・認知症・フレイルで5割を占めるため、介護予防の取り組みでは、日頃の生活習慣や健康管理、基礎疾患のコントロールは重要な要素となります。通いの場にかかりつけ医が参加し、気軽に相談にのることによって取り組みの質の向上が期待されます。たとえば、フレイル対策では、筋肉の負荷運動と必須アミノ酸摂取の二者同時介入のみに医学的成果が認められており、参加者との会話により日頃の運動習慣や食生活へのアドバイスも可能となります。また、血圧計や体重計を持ち込むことにより、健診の受診推奨や食事療法の話題に花が咲き、内服薬の話へ発展し、時にはポリファーマシーのアドバイスもできます。認知症カフェに認知症サポート医が順次訪れて、楽しく語り合いながら日常生活支援につながる事例も存在します。

　もちろん、これらは、医療保険・介護保険とは異なるインフォーマルサービスであり、義務づけられているものではないため、かかりつけ医に時間的余裕があり、地域づくりへ参画したいという意向がある場合に貢献すべき取り組みです。一方で、かかりつけ医による地域包括ケアの推進には大きく期待が寄せられているのも事実であり、かかりつけ医にしかできない取り組みが存在します。たとえば、今は寝たきりや意識障害であっても、誰しも普通の暮らしをしていたお元気な頃があり、仕事に精を出したり、家族との団らんを過ごしたりされていたはずです。かかりつけ医が、そこに想いを馳せながら寄り添い、心が通じ合うことで住み慣れた地域での生活が実現します。

尊厳の保障へ向けて

好き好んで認知症をきたしている人はいるはずもなく、誰もが人生最期までその人にとっての本来の普通の生活を望んでおり、その生活の実現すなわち尊厳の保障を実行することが我々の役割である。

今度のお正月やお花見も確実に約束できない方々が世の中には大勢いらっしゃり、その人らしい暮らしの実現や穏やかな大往生を創造することはかかりつけ医の大きな役割ではないでしょうか。お一人おひとりの人生最期までの「尊厳の保障」、これこそがかかりつけ医の最大の使命なのです。

認知症と医療保険

認知症医療におけるかかりつけ医の役割等については、他の項ですでに記載していますが、認知症の方やその家族とのファーストコンタクトとなり得るかかりつけ医は、早期発見・早期対応を行い必要な医療や介護サービス等に結びつけていくことを求められています。

そのような「認知症の人のナビゲーター」、「チームアプローチのコーディネーター」を果たすため、医療連携を行うために有用な診療情報提供書や情報提供ツール等の作成について説明します。また、関係する診療報酬の算定についても説明します。

1 診療情報提供書の記載

①診療情報提供書は重要な連携ツール

かかりつけ医が認知症や認知症疑いの患者を診察した際に、専門医療機関に紹介するための診療情報提供書は、地域連携を構築していくにあたって「専門医」と「かかりつけ医」の重要な連携ツールであり、これらの情報が認知症の人と家族とのコミュニケーションや多職種間の連携の重要な要素となります。

しかしながら、提供側のかかりつけ医の立場としては、できるだけ簡潔で記載時に労力を要しないものを求められており、そのためのさまざまなフォーマットが各地域医師会や認知症疾患医療センター等で作成されたりしています。

②地域共通フォーマットで連携を

できるだけ使い勝手が良く、かつ簡便なものが求められますが、連携ツールとして考えれば、各医療機関で独自でバラバラなものが使用されるより、何らかの共通フォーマットをその地域で作成されたほうが情報の提供としてはスムーズであり、多職種連携の上でも有用であろうと考えられます。

いずれにしろ必要な情報が、簡潔にかつ的確に伝えられるものが求められており、作成には連携関係者間の意見交流の継続が重要です。

③参考フォーマット

現在、福岡県内で用いられている診療情報提供や連携ツールのいくつかの書式を紹介しておきます。

認知症療養計画書

患者氏名	性別	年齢	生年月日
	男 ・ 女	歳	M・T・S・H 年 月 日

診断名	□軽度認知障害　□アルツハイマー型認知症　□脳血管性認知症 □レビー小体型認知症　□前頭側頭型認知症　□混合型認知症 □若年性認知症　□その他（　　　　　　　　　　　　　　　　　）

Ⅰ．症状

認知機能検査	□HDS−R（　／30）　□MMSE（　／30） □嗅覚検査　（　／8）　□10単語記憶力検査（　／　）
生活障害	□無　□保清が困難　□買い物が困難　□金銭管理が困難　□家事が困難 □電話をかけることが困難　□移動・外出が困難　□服薬管理が困難 □その他（　　　　　　　　　　　　　　　　　　）
行動・心理症状	□無　□幻覚（幻視・幻聴）□妄想　□暴言・暴行　□無為・無関心 □多幸　□抑うつ　□徘徊　□不潔行為　□易怒・興奮　□不安・焦燥 □異食　□脱抑制　□その他（　　　　　　　　　　　）

Ⅱ．家族または介護者による介護の状況

生活状況	□独居　□同居　□近所に家族が住んでいる　□施設入所　□入院 □その他（　　　　　　　　　　　　　　　）
介護認定	□未申請　□申請予定　□申請中 □申請済　要支援□1□2　要介護□1□2□3□4□5

Ⅲ．治療計画

□当院で暫く診させていただきます。（　　　　　　　　　　　　　　まで）

□かかりつけ医にて定期受診をお願いいたします。

□鑑別診断のため、当院にて精査いたします。

□入院治療先をご紹介いたします。

Ⅳ．必要と考えられる医療連携や介護サービス

□介護保険の申請をお勧めいたします。

□認知症進行予防の為、介護保険サービスや介護予防事業等のご利用をお勧めします。

□地域包括支援センターにご相談ください。

□ケアマネジャーにご相談の上、サービス利用の見直し等ご検討ください。

Ⅴ．緊急時の対応方法

□担当のケアマネジャーにご相談ください。　　　□かかりつけ医にご相談ください。

□地域包括支援センターにご相談ください　　　□当院、医療連携センターにご相談ください。

Ⅵ．特記事項

□車の運転については、適当ではないので運転免許証の返納をお勧めします。

□次回の来院は、□3ヵ月後　□6ヵ月後　□1年後に再評価のためにご来院ください。

□その他（　　　　　　　　　　　　　　　　　　　　　　　　　）

医療機関名：久留米大学病院　もの忘れ外来 説　明　日：　　年　　月　　日	担当医： 本人又はご家族の署名：

福岡県認知症医療センター久留米大学病院作成（http://kurume-dementia.com/medical/）

FAX：福岡県認知症（疾患）医療センター　092-000-0000

診療情報提供書・チェックリスト集計票

医療機関名＿＿＿＿＿＿＿＿＿＿＿＿＿＿

TEL＿＿＿＿＿＿＿＿＿＿＿＿＿＿＿＿

FAX＿＿＿＿＿＿＿＿＿＿＿＿＿＿＿＿

医師名＿＿＿＿＿＿＿＿＿＿＿＿＿＿＿

作成日　令和＿＿＿年＿＿＿月＿＿＿日

患者氏名＿＿＿＿＿＿＿＿＿＿＿＿＿＿＿＿＿＿＿＿

住所　　　＿＿＿＿＿＿＿＿＿＿＿＿＿＿＿＿＿＿＿

生年月日、年齢　大正・昭和＿＿＿年＿＿＿月＿＿＿日＿＿＿歳

在宅・入院（病院名＿＿＿＿＿＿＿＿＿＿＿＿）・施設（施設名＿＿＿＿＿＿＿＿＿＿＿＿＿）

1．診断

1．アルツハイマー型認知症　2．血管性認知症

3．前頭側頭型認知症　4．レビー小体型認知症　5．MCI　6．その他

2．既往歴

3．病歴

3‐1.発症年月

3‐2.症状

3‐3.キーパーソン

4．画像所見

1.CT

2.MRI

3.SPECT

4.なし

5．現在処方

6．神経学的初見、（あてはまる番号に〇、複数可）

1．なし　2．麻痺　3．パーキンソニズム　4．構音障害　5．嚥下障害　6．歩行障害

7．その他

7．面接所見（あてはまる番号に〇、複数可）

1-1.長谷川式点数＿＿＿点　1-2.施行不能

2.短期記憶障害　3.場所の失見当識　4.時間の失見当識　5.人の失見当識　6.判断力低下

7.話のつじつまを合わせようとする　8.返事を家族に頼っている

9.その他

8．行動心理症状該当項目（あてはまる番号に〇、複数可）

1．なし　2．幻視幻聴　3．妄想

4．昼夜逆転　5．暴言　6．暴行　7．介護への抵抗

8．徘徊　9．火の不始末　10．不潔行為　11．異食　12．性的問題行動

13．その他

認知症患者が受診したものわすれ相談医が福岡県認知症（疾患）医療センター（092-000-0000）に FAX ください。

筑紫医師会認知症委員会作成

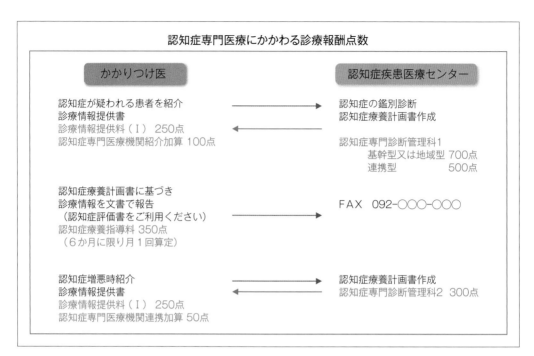

認知症専門医療にかかわる診療報酬点数

かかりつけ医		認知症疾患医療センター
認知症が疑われる患者を紹介 診療情報提供書 診療情報提供料（Ⅰ）250点 認知症専門医療機関紹介加算 100点	→ ←	認知症の鑑別診断 認知症療養計画書作成 認知症専門診断管理料1 　基幹型又は地域型 700点 　連携型　　　　　 500点
認知症療養計画書に基づき 診療情報を文書で報告 （認知症評価書をご利用ください） 認知症療養指導料 350点 （6か月に限り月1回算定）	→	FAX　092-○○○-○○○
認知症増悪時紹介 診療情報提供書 診療情報提供料（Ⅰ）250点 認知症専門医療機関連携加算 50点	→ ←	認知症療養計画書作成 認知症専門診断管理料2 300点

2 関係する診療報酬

① 診療情報提供料

　かかりつけ医からの診療情報提供に関する診療報酬として、診療情報提供料があげられますが、この算定のポイントについては、平成30年4月から、以下のようになっています。認知症における専門医等への紹介や連携について加算も算定できることとなっています。〔編注；令和2年4月に診療報酬の改定が行われています。〕

医学管理等

B 009　診療情報提供料（Ⅰ）　250点　医科点数表の解釈 平成30年4月版　P375

注6　保険医療機関が、認知症の状態にある患者について、診断に基づき認知症に関する
　　　専門の保険医療機関等での鑑別診断等の必要を認め、当該患者又はその家族等の同意
　　　を得て、認知症に関する専門の保険医療機関等に対して診療状況を示す文書を添えて
　　　患者の紹介を行った場合に、患者1人につき月1回に限り算定する。

注9　認知症専門医療機関紹介加算　医科点数表の解釈 平成30年4月版　P377

　　　保険医療機関が、認知症の疑いのある患者について専門医療機関での鑑別診断等の
　　　必要を認め、当該患者又はその家族等の同意を得て、当該専門医療機関に対して、診
　　　療状況を示す文書を添えて、患者の紹介を行った場合は、認知症専門医療機関紹介加
　　　算として、100点を所定点数に加算する。

注10　認知症専門医療機関連携加算　医科点数表の解釈 平成30年4月版　P377

　　　保険医療機関が、認知症の専門医療機関において既に認知症と診断された患者で

あって入院中の患者以外のものについて症状が増悪した場合に、当該患者又はその家族等の同意を得て、当該専門医療機関に対して、診療状況を示す文書を添えて当該患者の紹介を行った場合は、認知症専門医療機関連携加算として、**50点を所定点数に加算**する。

（診療情報提供料（Ⅰ）について）

(15)　医科点数表の解釈 平成30年4月版　P377

「注6」に掲げる「認知症に関する専門の保険医療機関等」とは、「認知症施策等総合支援事業の実施について」（平成26年7月9日老発0709第3号（一部改正、平成27年6月26日老発0626第3号）老健局長通知）に規定されている認知症疾患医療センターである。

(18)　医科点数表の解釈 平成30年4月版　P377

「注9」に掲げる「専門医療機関」とは、鑑別診断、専門医療相談、合併症対応、医療情報提供等を行うとともに、かかりつけの医師や介護サービス等との調整を行う保険医療機関である。

(19)　医科点数表の解釈 平成30年4月版　P377

「注10」に規定する認知症専門医療機関連携加算は、B005-7の認知症専門診断管理料2を算定する専門医療機関において既に認知症と診断された患者が、症状の増悪や療養方針の再検討を要する状態となった場合に、当該専門医療機関に対して、診療状況を示す文書を添えて当該患者の紹介を行った場合に算定する。

（診療情報提供料（Ⅰ）に関する事務連絡）　医科点数表の解釈 平成30年4月版　P379

問　診療情報提供料（Ⅰ）の「注9」にある専門医療機関は、鑑別診断、専門医療相談、合併症対応、医療情報提供等を行うとともに、かかりつけの医師や介護サービス等との調整を行うとされているが、具体的な要件はあるのか。

答　具体的には「認知症疾患医療センター運営事業実施要綱について」（平成20年3月31日障発第0331009号）における保険医療機関に準じた機能を有する保険医療機関であること。　　　　　　　　　　　　　　　（平20.5.9　医療課事務連絡）

問　診療情報提供料（Ⅰ）の「注10」に規定する認知症専門医療機関連携加算について、かかりつけ医が診療上の必要性から、改めて専門医による評価が必要と認めて紹介を行った場合、算定は可能か。

答　算定可能である。　　　　　　　　　　　　　　　　　（平22.3.29　医療課事務連絡）

②その他の診療報酬

　前記の診療情報提供料のほか、かかりつけ医が算定する診療報酬のうち、認知症患者に関連する主なものとしては、以下のようなものがあげられます。

- A 001 再診料の「注 12」地域包括診療加算1、2（施設基準あり）

　外来の機能分化の観点から、主治医機能をもった診療所の医師が、脂質異常症、高血圧症、糖尿病又は認知症のうち2以上の疾患を有する患者に対し、患者の同意を得た上で、継続的かつ全人的な医療を行うことについて評価したもの。B001-2-9 地域包括診療料と地域包括診療加算はどちらか一方に限り届出することができる。

　「地域包括診療加算1」を算定する医療機関においては、往診又は訪問診療が提供可能である。往診又は訪問診療の対象患者には、24 時間対応可能な連絡先を提供し、患者又は患者の家族等から連絡を受けた場合には、往診、外来受診の指示等、速やかに必要な対応を行う。

- A 001 再診料の「注 13」認知症地域包括診療加算1、2（施設基準あり）

　外来の機能分化の観点から、主治医機能をもった診療所の医師が、認知症の患者（認知症以外に1以上の疾患（疑いのものを除く。）を有するものであって、1処方につき5種類を超える内服薬の投薬を行った場合および1処方につき抗うつ薬、抗精神病薬、抗不安薬又は睡眠薬を合わせて3種類を超えて投薬を行った場合のいずれにも該当しないものに限る。）に対し、患者又はその家族等の同意を得た上で、継続的かつ全人的な医療を行うことについて評価したもの。

　「認知症地域包括診療加算1」を算定する場合には、A001 再診料の「注 12」地域包括診療加算1を、「認知症地域包括診療加算2」を算定する場合には、A001 再診料の「注12」地域包括診療加算2を届出ていること。

- B 001-2-9 地域包括診療料1、2（施設基準あり）

　外来の機能分化の観点から、主治医機能をもった中小病院および診療所の医師が、脂質異常症、高血圧症、糖尿病又は認知症のうち2以上の疾患を有する入院中の患者以外の患者に対し、患者の同意を得た上で、継続的かつ全人的な医療を行うことについて評価したもの。A001 再診料の「注 12」地域包括診療加算はどちらか一方に限り届出することができる。

　「地域包括診療料1」を算定する医療機関においては、往診又は訪問診療を行っている患者のうち、継続的に外来診療を行っていた患者が一定数いること。

- B 001-2-10 認知症地域包括診療料1、2（施設基準あり）

　外来機能分化の観点から、主治医機能をもった中小病院および診療所の医師が、認知症の患者（認知症以外に1以上の疾患（疑いのものを除く。）を有する入院中の患者以

外のものであって、1処方につき5種類を超える内服薬の投薬を行った場合および1処方につき抗うつ薬、抗精神病薬、抗不安薬又は睡眠薬を合わせて3種類を超えて投薬を行った場合のいずれにも該当しないものに限る。）に対し、患者又はその家族等の同意を得た上で、継続的かつ全人的な医療を行うことについて評価したもの。

「認知症地域包括診療料1」を算定する場合には、B001-2-9の地域包括診療料1を、「認知症地域包括診療料2」を算定する場合には、B001-2-9の地域包括診療料2を届出ていること。

● B 005-7-2 認知症療養指導料1、2、3

保険医療機関が認知症の患者に対して、認知症療養計画に基づき、症状の定期的な評価（認知機能（MMSE、HDS-R等）、生活機能（ADL、IADL等）、行動・心理症状（NPI、DBD等）等）、家族又は介護者等による介護の状況（介護負担度の評価（NPI等））の定期的な評価、抗認知症薬等の効果や副作用の有無等の定期的な評価等を行い、診療録にその要点を記載し、療養指導を行う。

「認知症療養指導料1」については、その保険医療機関からの紹介により認知症疾患医療センターで認知症の鑑別診断を受け、B005-7の「1」認知症専門診断管理料1を算定した患者であって、外来患者又は療養病棟入院患者に対して、その保険医療機関において、認知症療養計画に基づいた治療を行うとともに、患者又はその家族等の同意を得た上で、認知症疾患医療センターにその患者の診療情報を文書により提供した場合に算定する。認知症疾患医療センターへの文書の提供についてB 009 診療情報提供料（I）の費用は、所定点数に含まれる。

「認知症療養指導料2」については、病状悪化や介護負担の増大等が生じたものについて、療養に係る助言を得ることを目的に認知症サポート医に紹介した場合であって、B005-7-3認知症サポート指導料を算定した外来患者に対して、その認知症サポート医の助言を受けて、その保険医療機関において、認知症療養計画に基づいた治療を行うとともに、患者又はその家族等の同意を得た上で、その認知症サポート医にその患者の診療情報を文書により提供した場合に算定する。他の保険医療機関への文書の提供についてB 009 診療情報提供料（I）の費用は、所定点数に含まれる。

「認知症療養指導料3」については、新たに認知症と診断された患者又は認知症の症状変化により認知症療養計画の再検討が必要な外来患者に対して、認知症患者に対する支援体制の確保に協力している認知症サポート医が、患者又はその家族等の同意を得た上で、療養方針を決定し、認知症療養計画を作成の上、患者又はその家族等に説明し、文書により提供するとともに、その保険医療機関において当該計画に基づく治療を行う場合に算定する。

● B 005-7-3 認知症サポート指導料

　認知症患者に対する支援体制の確保に協力している認知症サポート医が、他の保険医療機関から紹介された認知症の外来患者に対して、患者又はその家族等の同意を得た上で、患者又は家族等に文書を用いて療養上の指導を行うとともに、今後の療養方針について、紹介を受けた他の保険医療機関に対して文書にて助言を行った場合に算定する。他の保険医療機関への文書の提供について B 009 診療情報提供料（Ⅰ）の費用は、所定点数に含まれる。

● A 003 オンライン診療料（施設基準あり）

　算定可能な患者としては、B000 特定疾患療養管理料、（中略）、B001-2-9 地域包括診療料、B001-2-10 認知症地域包括診療料、B001-3 生活習慣病管理料、C002 在宅時医学総合管理料又は I016 精神科在宅患者支援管理料の算定対象となる患者である。

● 医学管理等通則のオンライン医学管理料

　オンライン診察の後の対面診療時に、B000 特定疾患療養管理料、（中略）、B001-2-9 地域包括診療料、B001-2-10 認知症地域包括診療料又は B001-3 生活習慣病管理料と併せて算定する。

● C 002 在宅時医学総合管理料の「注 10」包括的支援加算
● C 002-2 施設入居時等医学総合管理料の「注 5」包括的支援加算

　医師が「認知症高齢者の日常生活自立度」におけるランクⅡb以上と判断した「日常生活に支障をきたすような症状・行動や意思疎通の困難さのために、介護を必要とする認知症の状態」の患者に対し、訪問診療を行っている場合に算定する。

● J 038 人工腎臓の「注 3」障害者等加算
● J 038-2 持続緩除式血液濾過の「注 2」障害者等加算

　障害者等加算については、認知症患者であって著しく人工腎臓が困難なものについては算定できる。

＊臨床心理・神経心理検査
● 国立精研式認知症スクリーニングテストの費用は、基本診療料に含まれているものであり、別に算定できない。
● D 285 認知機能検査その他の心理検査の「1」操作が容易なもの

　ＣＡＳ不安測定検査、ＳＤＳうつ性自己評価尺度、ＣＥＳ－Ｄうつ病（抑うつ状態）自己評価尺度、（中略）、長谷川式知能評価スケール、ＭＭＳＥ、前頭葉評価バッテリー、ストループテストおよびＭｏＣＡ－Ｊのことをいう。

　また、認知症患者について、専門医療機関や入院医療機関で算定する主な診療報酬については、次のようなものがあります。

○Ａ103 精神病棟入院基本料の「注４」重度認知症加算

○Ａ104 特定機能病院入院基本料の「注４」重度認知症加算

○Ａ246 入退院支援加算

○Ａ247 認知症ケア加算

○Ａ314 認知症治療病棟入院料

○Ｂ005-7 認知症専門診断管理料

○Ｄ004 穿刺液・採取液検査の「12」リン酸化タウ蛋白（髄液）

○ＭＥＤＥ多面的初期認知症判定検査（Ｄ285の「１」）

○Ｈ007-3 認知症患者リハビリテーション料

○Ｉ015 重度認知症患者デイ・ケア料

○Ｉ016 精神科在宅患者支援管理料

参考文献

社会保険研究所「かかりつけ医のための認知症マニュアル（初版）：日本医師会編集」

 # ⑨ 認知症と介護保険

　地域包括ケアの推進において、かかりつけ医の介護保険への取り組みは、在宅医療や外来診療の延長上のものとして必ず行わなければならず、指示機能だけでなく、情報伝達や多職種間の連携機能も求められています。したがって、日常診療から患者の生活情報の把握をしておくことが、かかりつけ医には求められています。

　認知症医療においては、①認知症そのものに対する医療、②認知症の行動・心理症状（ＢＰＳＤ：Behavioral and Psychological Symptoms of Dementia）に対する医療、③認知症患者の身体的医療、④終末期における全人的医療、などがかかりつけ医に求められています。認知症の治療者・相談者としての役割を担い、本人の心身の総合的管理のみならず、介護者を含めた家族全体の健康管理も大切で、家族や本人に寄り添いながらの意思決定支援やチームアプローチのコーディネーターとしての役割が必要であり、介護保険への関わりは欠かせないものとなっています。

　介護保険におけるかかりつけ医の具体的な役割としては、下記のものなどがあげられます。

- ・主治医意見書を書く。
- ・訪問看護指示書・訪問リハビリテーション指示書を書く。
- ・居宅療養管理指導を行う。
- ・介護サービス事業者・自治体などへの診療情報提供書を書く。
- ・サービス担当者会議へ参加する。
- ・介護認定審査会認定審査員をする。

「地域包括診療料」、「認知症地域包括診療料」、「地域包括診療加算」、「認知症地域包括診療加算」等の算定においても、介護保険に係る相談を行っていることは必須要件のひとつとされ、要介護認定に係る主治医意見書の作成を必要に応じて行うことも求められており、その意味は大きいものとなっています。

この項では、「**1** 主治医意見書の書き方」および「**2** 居宅療養管理指導」について説明します。

1 主治医意見書の書き方

主治医意見書は、介護保険法で「被保険者から要介護認定の申請を受けた市町村は、当該被保険者の【身体上又は精神上の障害の原因である疾病または負傷の状況等】について、主治医から意見を求めること」と規定されており、きわめて重要な位置づけとなっています。

従来から医師が書き慣れている診断書や診療情報提供書などとは異なり、その障害による生活への影響を表現しなければなりません。しかしながら、記載不十分なものや記載ポイントの理解不足による問題点も多く指摘されていますので、ここでは実践に役立つように留意点を述べます。

①介護量（障害による生活への影響）が想定できる記載内容が必要

主治医意見書の具体的利用方法は次のようになっており、前述したように我々が書き慣れている「診断書」や「診療情報提供書」とは、求められている目的事項やポイントがかなり異なります。

1．第2号被保険者の場合、生活機能低下の直接の原因となっている疾病が特定疾病に該当するかの確認（特定疾病の確認は意見書で行う）
2．介護の手間がどの程度になるのかの確認
3．状態の維持・改善可能性の評価 ⇒「認知症の有無」「症状の安定性」の確認
4．認定調査による調査結果の確認および修正の要否についての確認
5．介護サービス計画作成時やその他、会議や制度等への利用
6．介護支援専門員からサービス事業所への医学的留意事項の注意点等の伝達
7．種々の助成制度等への資料として利用

　以上の点が、主治医意見書の具体的利用方法とされており、これらの点が明確になるような記載内容が求められます。すなわち、「疾病の重症度」や「医療の必要度」ではなく、「生活への影響」「介護の手間」の視点で介護量の大きさが想定できる記載内容が必要であり、また、介護認定審査会では、医療関係者以外の委員もその内容を理解した上で審査判定を行うことになりますので、難解な専門用語は避ける配慮が必要です。

②記載内容は一次判定にも影響

　次の図は、ご承知のことと思いますが、要介護認定の流れです。主治医意見書は、介護認定審査会での審査資料となるのはもちろんですが、一次判定においては、「短期記憶」、「認知能力」、「伝達能力」、「食事」の4項目が入力されていることに留意する必要があります。すなわち、一次判定での「要介護認定基準時間」は訪問調査のみで算出されているわけでなく、主治医意見書の一部は、データとしても一次判定に入力されているということを、知っておく必要があります。

要介護認定の流れ

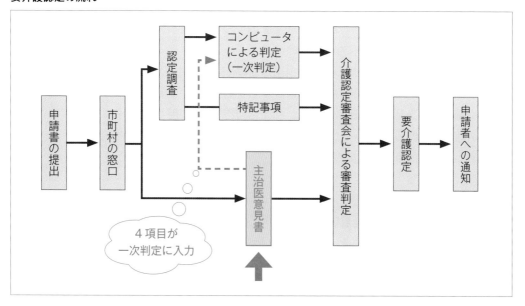

③記載のポイント・留意点

　以下に、主治医意見書の記載に際してのポイントや留意点について様式にしたがって説明します。

　主治医意見書は、「基本事項」、「傷病に関する意見」、「特別な医療」、「心身の状態に関する意見」、「生活機能とサービスに関する意見」、「特記すべき事項」という構成になっており、それぞれについて解説します。

ⓐ　基本事項

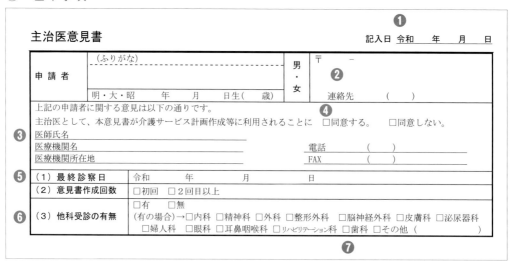

❶　記入日を忘れないようにします。あらかじめ記入していた場合も、申請日より前にならないように注意します。

❷　入院・入所をしている場合は、施設住所・施設名・施設電話等を記載します。

❸　医師の氏名については、原則として自署が求められています。意見書ソフトによる入力やゴム印の場合は、押印が必要であり、できれば自署が望ましいと考えます。

❹　介護サービス計画等への利用の同意をすることで、サービス担当者会議等に意見書が提示されます。特定入所や優先入所、助成制度の判定にも利用されますので、特別な事情のない限り、同意を行います。

❺　最終診察日と記入日の乖離には注意が必要であり、必要であれば受診指示を行います。

❻　他科受診の有無については、できる限り情報の把握が必要です。把握しておらず、判らないときには空欄や安易に「無」とはせずに「その他」にチェックし、（不明）と記載します。他科受診のために介護の手間が延長していることがあります。

❼　歯科受診の有無は在宅ケアプランにおいて重要なことがあり、注意を要します。

ⓑ　傷病に関する意見

```
１．傷病に関する意見
（1）診断名（特定疾病または生活機能低下の直接の原因となっている傷病名については1.に記入）及び発症年月日
❶  1._____  ❹ 発症年月日 （昭和・平成・令和   年   月   日頃 ）
❷  2._____     発症年月日 （昭和・平成・令和   年   月   日頃 ）
❸  3._____     発症年月日 （昭和・平成・令和   年   月   日頃 ）
❺ （2）症状としての安定性          □安定    □不安定    □不明
   （「不安定」とした場合、具体的な状況を記入）
（3）生活機能低下の直接の原因となっている傷病または特定疾病の経過及び投薬内容を含む治療内容
   〔最近（概ね６ヶ月以内）介護に影響のあったもの 及び 特定疾病についてはその診断の根拠等について記入〕
❻
❼
```

❶　介護給付もしくは予防給付を要する生活機能の低下の直接の原因となっている傷病名を記載します。複数ある場合もありますが、より主体と考えられる傷病名から優先して記入します。介護の手間という視点よりは、機能障害名も記載することが望ましいです。

❷　第２号被保険者の場合は、「特定疾病」を必ず診断名に記入します。その場合は、必ず診断の根拠を(3)に記載することが必要です。

❸　４種類以上の傷病名で必要があれば「５．特記すべき事項」欄に記載します。

❹　発症年月日は初診日等の診療開始日でなく、発症日を記入します。不明の際は「不詳」としてください。

❺　「⑵症状としての安定性」の項について、不安定の判断は、脳卒中や心疾患、外傷等の急性期や慢性疾患の急性増悪期等の積極的な医学的管理を要する場合に選択します。不安定とした場合には、必ず具体的な状況の記載が必要であり、空欄にはしないようにします。疾患特性で一定期間内に症状が変化する場合は、その内容を次の⑶に詳しく記入します。

❻　「⑶生活機能低下の直接の原因となっている傷病または特定疾病の経過及び投薬内容を含む治療内容」の項は、要点を簡潔に記入し、固有名詞は使わない点に留意します。投薬内容などについては、必ず服用しなければならない薬物や頓服薬などがあり、介護の手間に影響するものがあれば整理して記載します。介護の手間に影響しない場合は、省略できます。

❼　高齢者においては、傷病による生活機能低下に、転倒、入院等を契機として日中の生活が不活性になったり、外出の機会の減少、配偶者の死別や転居などにより、さらに生活機能が低下することがあります。これらさらなる要因があれば、その状況を具体的に記載します。

ⓒ　特別な医療

❶❷❸❹❺❻

２．特別な医療　（過去１４日間以内に受けた医療のすべてにチェック）

処置内容	□点滴の管理	□中心静脈栄養	□透析	□ストーマの処置	□酸素療法
	□レスピレーター	□気管切開の処置	□疼痛の看護	□経管栄養	
特別な対応	□モニター測定（血圧、心拍、酸素飽和度等）	□褥瘡の処置			
失禁への対応	□カテーテル（コンドームカテーテル、留置カテーテル 等）				

❶　「２．特別な医療」欄については、タイムスタディが大きく、樹形図への影響が大きいので注意が必要です。

❷　過去２週間以内において、医師の指示により看護職員等が行った診療補助行為について、該当するものをチェックします。「医師でなければ行えない行為」や「家族・本人が行える類似の行為」は含まれない点に注意します。

❸　これらの12項目以外の医師が行った治療行為は含まれない点に注意します。この項目は、「訪問調査」でも同様のチェックがされています。

❹　チェックした場合は、その具体的内容を「５．特記すべき事項」欄へ記入することで、認定審査会での審査において有用です。

❺　継続して実施されているもののみを対象とし、急性疾患への対応で一時的に実施

される医療行為は含みません。

❻　しかしながら、これらの定義以外で介護の手間が延長する要因になっていると思われるものや、「過去２週間以前に行ったもの」、「継続実施でなく頓用」等で、チェック対象とならない場合でも、介護の手間に関する情報として必要があれば「５．特記すべき事項」欄へ記入することが必要です。

ⓓ　心身の状態に関する意見

```
３．心身の状態に関する意見
 （１）日常生活の自立度等について
❶・障害高齢者の日常生活自立度（寝たきり度）  □自立 □J1 □J2 □A1 □A2 □B1 □B2 □C1 □C2
❷・認知症高齢者の日常生活自立度            □自立 □Ⅰ □Ⅱa □Ⅱb □Ⅲa □Ⅲb □Ⅳ □M
 （２）認知症の中核症状（認知症以外の疾患で同様の症状を認める場合を含む）
 ・短期記憶                    □問題なし    □問題あり
 ・日常の意思決定を行うための認知能力  □自立    □いくらか困難 □見守りが必要      □判断できない
❸・自分の意思の伝達能力          □伝えられる □いくらか困難 □具体的要求に限られる □伝えられない
 （３）認知症の周辺症状 （該当する項目全てチェック：認知症以外の疾患で同様の症状を認める場合を含む）
 □無 ┊ □有 ❹→ □幻視・幻聴 □妄想    □昼夜逆転 □暴言 □暴行 □介護への抵抗 □徘徊
          └→ □火の不始末 □不潔行為 □異食行動 □性的問題行動 □その他（        ）
 （４）その他の精神・神経症状
 □無 ┊ □有 〔症状名：            専門医受診の有無 □有 （     ） □無〕

 （５）身体の状態
❺□利き腕 （□右 □左）  身長＝□□□cm 体重＝□□□kg（過去６ヶ月の体重の変化 □増加 □維持 □減少 ）
 □四肢欠損          （部位：＿＿＿＿＿＿＿＿＿＿＿＿）❼
❻□麻痺            □右上肢 (程度：□軽 □中 □重) □左上肢 (程度：□軽 □中 □重)
              □右下肢 (程度：□軽 □中 □重) □左下肢 (程度：□軽 □中 □重)
              □その他 (部位：      程度：□軽 □中 □重)
 □筋力の低下        （部位：＿＿＿＿＿＿＿＿＿＿＿＿ 程度：□軽 □中 □重)
 □関節の拘縮        （部位：＿＿＿＿＿＿＿＿＿＿＿＿ 程度：□軽 □中 □重)
 □関節の痛み        （部位：＿＿＿＿＿＿＿＿＿＿＿＿ 程度：□軽 □中 □重)
 □失調・不随意運動 ・上肢 □右 □左    ・下肢 □右 □左    ・体幹 □右 □左
 □褥瘡            （部位：＿＿＿＿＿＿＿＿＿＿＿＿ 程度：□軽 □中 □重)
 □その他の皮膚疾患 (部位：＿＿＿＿＿＿＿＿＿＿＿＿ 程度：□軽 □中 □重)
```

❶　（１）の日常生活の自立度の判定は、「状態の維持・改善の可能性（支援２・介護１）」の判断根拠となるので注意深い判断が必要です。認定ソフトの介護の手間を示す時間の加算の条件ともなっていることに注意します。

❷　自立度を判断した具体的内容・根拠を「５．特記すべき事項」欄へ記入することで、認定審査会への大切な情報提供となります。

❸　認知症の中核症状の３項目は、一次判定ソフトに入力される項目であり、認知症加算に利用されています。なお、伝達能力の判断は、限られた者にのみ理解できるサイン（本人固有の音声やジェスチャー）でしか伝わらないものは、「伝えられない」とします。

❹　周辺症状（ＢＰＳＤ）についてチェックした場合は、その具体的な症状と頻度を「５．特記すべき事項」欄に記入します。この項目は、訪問調査から削除された項

目であり、審査判定の重要な情報であるため、できる限り記載することが望ましいです。把握していない場合は、空欄ではなく「不明」と記入します。

❺ 「(5)身体の状態」の項について、利き腕は介護の手間に影響の大きい項目であり、把握して記載することが望ましいです。身長・体重も「介護の手間」に影響が大きく、記載が必要です。未計測の場合、空欄は避けて、「痩せ型」、「肥満型」などの記載が望ましいです。また、過去6か月の体重の変化については、本人の身体状況などを把握する意味があり、おおよそ3％程度の増減で判断します。

❻ 麻痺については、訪問調査にも同様の項目がありますが、調査票は日常生活への影響の有無で判定をしており、主治医意見書では医学的観点からの有無で記載を行います。

❼ これらにチェックした場合、程度欄のチェックをすることを忘れないようにします（記入もれは、システムエラーとなります）。

ⓔ 心身の状態に関する意見

4．生活機能とサービスに関する意見

❶ （1）移動
屋外歩行 □自立 □介助があればしている □していない
車いすの使用 □用いていない □主に自分で操作している □主に他人が操作している
歩行補助具・装具の使用（複数選択可） □用いていない □屋外で使用 □屋内で使用

❷ （2）栄養・食生活
食事行為 □自立ないし何とか自分で食べられる □全面介助
現在の栄養状態 □良好 □不良
→ 栄養・食生活上の留意点（ ）

❸ （3）現在あるかまたは今後発生の可能性の高い状態とその対処方針
□尿失禁 □転倒・骨折 □移動能力の低下 □褥瘡 □心肺機能の低下 □閉じこもり □意欲低下 □徘徊
□低栄養 □摂食・嚥下機能低下 □脱水 □易感染性 □がん等による疼痛 □その他（ ）
→ 対処方針 （ ）

❹ （4）サービス利用による生活機能の維持・改善の見通し
□期待できる □期待できない □不明

❺ （5）医学的管理の必要性（特に必要性の高いものには下線を引いて下さい。予防給付により提供されるサービスを含みます。）
□訪問診療 □訪問看護 □訪問歯科診療
□訪問薬剤管理指導 □訪問リハビリテーション □短期入所療養介護 □訪問歯科衛生指導
□訪問栄養食事指導 □通所リハビリテーション □その他の医療系サービス（ ）

❻ （6）サービス提供時における医学的観点からの留意事項
・血圧 □特になし □あり（ ） ・移動 □特になし □あり（ ）
・摂食 □特になし □あり（ ） ・運動 □特になし □あり（ ）
・嚥下 □特になし □あり（ ） ・その他 （ ）

❼ （7）感染症の有無（有の場合は具体的に記入して下さい）
□無 □有 （ ） □不明

❶ 「(1)移動」の項について、「車いすの使用」は、常時使っている場合だけでなく、たとえば外出時だけや、病院や通所施設のみでの使用も含みます。

「歩行補助具」とは、杖やその他の装具を用いているものであり、義足は含みません。

この項目も一次判定ソフトに入力する項目であり、認定ソフトの介護の手間を示

す時間の加算の大切なポイントです。

❷　「(2)栄養・食生活」の項について、「栄養状態」の判断は、「体重増減３％」、「ＢＭＩ 18.5」、「血清アルブミン 3.5g/dl」等を指標として考えます。

❸　「(3)現在あるかまたは今後発生の可能性の高い状態とその対処方針」の項は、現在あるかまたは今後６か月以内に発生する可能性の高いものをチェックします。

❹　「(4)サービス利用による生活機能の維持・改善の見通し」の項は、現在の状態から、おおむね３～６か月間、サービスを利用した場合の生活機能の維持・改善についての見込みです。傷病の症状の見通しではないことに注意します。

❺　「(5)医学的管理の必要性」の項は、特に必要性の高いものには下線を入れるなどしてください。

❻　「(6)サービス提供時における医学的観点からの留意事項」の項は、必要があれば「あり」にチェックの上、主治医からの意見として、たとえば運動負荷を伴うサービスを受けた場合に危険があるときなどは、「転倒には常に留意、心循環器・運動器に不可逆的変化をきたす負荷はさける」、「予防リハビリを実施する際は、主治医に相談の事」、「運動負荷を伴うサービス提供は、医師の監視下で」などの文言を入れるのもひとつです。

❼　「(7)感染症の有無」の項は、把握できていない場合には「無」ではなく、「不明」をチェックします。

ⓕ　特記すべき事項

5. 特記すべき事項
　　要介護認定及び介護サービス計画作成時に必要な医学的なご意見等を記載して下さい。なお、専門医等に別途意見を求めた場合はその内容、結果も記載して下さい。（情報提供書や身体障害者申請診断書の写し等を添付して頂いても結構です。）

❶❷❸❹❺❻❼❽

❶　特記すべき事項がない場合は空欄ではなく、「無し」と記入します。介護認定に医師が関わる重要な欄であり、審査会に対する重要な情報提供なので、できる限り記載してください。白紙の空欄は避けてください。

❷　日常生活自立度ランクを判断した際の根拠となる具体的事象や判定理由の記載をします。調査員の判定と意見書に差異がある際の審査会での判断材料となります。

❸　特別な医療にチェックをした場合は、その具体的な内容の記載をお願いします。自立度と同じく、調査票と異なる際の判断根拠になります。

❹　前回作成のときと比較した介護の必要度の「減少」・「変化なし」・「増加」欄で、「変化なし」以外にチェックした場合は、そのように判断した具体的な根拠・状況についての記載が必要です。時として、意見書の内容が前回同様で、この欄のみが「増加」となっていることがあり、審査会が苦慮します。

❺　専門医に意見を求めた場合は、その結果と内容を簡潔に記載します。診療情報提供書や身障手帳申請診断書、意見書のコピー添付も可能ですが、その際は、情報提供者の了解が必要です。

❻　記載した医師の専門が判ると情報として役立つことがあるので、診療科の記載をすることが望ましいといえます。

❼　申請者の状態について、介護認定に必要なことやケアプラン策定の上で、選択項目で不足しているポイントはぜひ記載します。追加補足とは別に、申請者特有の「生活環境」、「家族環境」、「本人に意欲」など、間接的な情報記載も重要です。「介護の手間」の時間が通常より長く（短く）かかると思われる根拠や、「要支援2」、「要介護1」の判定の根拠となる意見があれば必ず記載します。記載のないものは根拠にはならないことに留意して下さい。

❽　介護認定に医師が関わる重要な欄であり、介護サービス計画作成時に必要な医学的意見の記入欄となっておりますので、できる限りの記載が望まれます。

② 居宅療養管理指導について

　居宅療養管理指導とは、要介護・要支援状態になった場合においても、その利用者が可能な限りその居宅において、自立した日常生活を営むことができるよう、通院困難な要介護者等の居宅を訪問して、療養上の管理および介護保険サービス利用上の留意事項や介護方法等に関する指導・助言を行うことにより、療養生活の質の向上を図るものです。

　保険医療機関は、居宅療養管理指導の事業者として「みなし指定」されており、特段の申請・届出等の手続きは不要です。また、人員配置・設備基準においても、保険医療機関としての基準に加えての要件はありません。

　具体的には下記のようになっており、介護保険にかかりつけ医が主体的に関わる重要な制度です。

①算定対象
　通院困難で在宅療養している要介護者および要支援者です。

②算定要件

　居宅療養管理指導費を算定するには、要介護者・要支援者の居宅に月に1回以上、訪問診療あるいは往診を行っている必要があります。

③算定方法

　訪問回数に応じて月2回を限度に算定します。指定居宅介護支援事業者等に対する情報提供は必須であり、情報提供を行わなかった場合は、指導費はすべて算定できません。また、在宅時医学総合管理料・施設入居時医学総合管理料の算定の有無により、算定する単位数は異なります。

④利用者負担の徴収

　利用料は通常の介護保険サービスと同様、必ず徴収します。なお、徴収においては、利用者に事前の説明が必要です。また、交通費は利用者より実費で徴収できます。

⑤その他

- 　居宅療養管理指導を行う保険医療機関は、指定居宅サービス事業所のみなし指定となり、算定に際しては、運営規程・重要事項説明・同意書・契約書などの整備が必要となることに注意が必要です。
- 　診療録（カルテ）の記載は、医療保険における訪問診療などと別個に行ったり、新たな診療録作成などの必要はありませんが、居宅療養管理指導の部分については、下線や枠囲みなどによって、他の記載と分ける必要があります。
- 　居宅療養管理指導費は、居宅サービスにおける支給限度額管理の対象外であるため、他のサービスの算定に影響はなく、ケアプランに位置づけられていなくても提供できるサービスです。なお、地域差の設定はありません。
- 　介護支援専門員（居宅介護支援事業所）などに対して、介護サービス計画（ケアプラン）策定等に必要な情報提供を行う方法は、サービス担当者会議への参加が基本となります（必ずしも、文書などを交付する必要はありません）。しかしながら、サービス担当者会議への参加が困難、または同会議が開催されない場合には、文書など（Eメール、FAX可）の交付により、居宅介護支援事業者などへ情報提供を行う必要があります。

　なお、サービス担当者会議などへ参加し情報提供を行った場合は、診療録などに、要点を記載し、文書などの交付により情報提供を行った場合は、当該文書などの写しを診療録などに添付し保存します。

⑥居宅療養管理指導の範囲

居宅療養管理指導の範囲は、下記の図のようになり、医師が、通院困難な要介護者・要支援者の居宅を訪問して心身の状況や環境を把握し、可能な限りその居宅において自立した日常生活を営むことができるように、療養上の管理・指導・助言などを行うものであり、居宅介護支援事業者（ケアマネジャー）への情報提供が要件となっています。

計画的・継続的な医学管理や指導のための「在宅時医学総合管理料」とは求められている範囲が異なりますので注意してください。

居宅療養管理指導の範囲

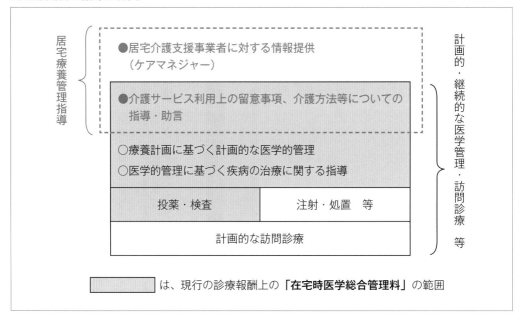

参考文献

社会保険研究所「かかりつけ医のための認知症マニュアル（初版）：日本医師会編集」

おわりに

西島英利 小倉蒲生病院 理事長

　この度、横倉義武会長の指示により、直近の知識を交えた『かかりつけ医のための認知症マニュアル第2版』を発行する運びとなりました。『かかりつけ医のための認知症マニュアル』につきましては、第1版を発行した2015（平成27）年3月末日の直前の2014（平成26）年11月に日本で行われた認知症サミット日本後継イベントで、安倍内閣総理大臣が「我が国の認知症施策を加速するための新たな戦略を策定するよう、厚生労働大臣に指示いたします」と述べ、2012（平成24）年9月に厚生労働省で策定した認知症施策推進5か年計画（オレンジプラン）を変更し、2015（平成27）年1月に厚生労働省が関係府省庁（内閣官房、内閣府、警察庁、金融庁、消費者庁、総務省、法務省、文部科学省、農林水産省、経済産業省、国土交通省）と共同して、新オレンジプランを策定し、政府一丸となって生活全体を支えるよう取り組みました。その結果、それまで認知症になった人は家族親せきで隠してしまい、介護の大変さが家族の崩壊にもつながるようになったり、また散歩中に行方不明になる人も多かったりしたのですが、認知症の情報が毎日のようにマスコミに取り上げられるようになり、家族の理解が少しずつ増えてきて、かかりつけ医に相談することが多くなりました。今は近所の人にも理解してもらったほうが、介護にも役立つと思われるようになりました。認知症の疑いとみられても、認知症の診断を受けた時でも隠すことなく安心して、家族が相談できるのはかかりつけ医です。かかりつけ医は、必ずしも認知症の専門医ではないので、できるだけ専門用語ではなくやさしい言葉でわかりやすく書いていただくことを執筆者にお願いしました。また、医療なくして介護なしと言われていますが、認知症関連の医療保険や介護保険の診断書や意見書もかかりつけ医が書くことになっていますので、内容に入れていただきました。今いろいろと問題になっていますが、運転免許証の更新についても認知症の疑いがある場合は、医師の診断書が求められることになり、このことにも触れています。日本医師会は「認知症の相談はかかりつけ医に」とマスコミを通じて呼びかけています。新オレンジプランが全国的にすすんできた結果、認知症サポート医も増加し、「認知症を発症するリスクを軽減する予防法や認知症になっても進行を抑制する治療を通じて認知症の人の意見が尊重され、できる限り住み慣れた地域のよい環境で自分らしく暮らし続けることができる社会」にするために本マニュアルを通じて、医療機関における対応力が向上し、認知症発生が減少することを期待します。本マニュアルがその役割を果たすことができれば嬉しく思います。執筆者をはじめとして、本マニュアルの作成に御協力いただいた関係者の皆様に心から御礼申し上げます。

　　　令和2年3月

○監修者紹介　**西島英利**（にしじま ひでとし）

小倉蒲生病院理事長・元参議院議員

（略歴）

昭和52年　日本医科大学卒業

昭和59年　小倉蒲生病院理事長

昭和60年　久留米大学非常勤講師（医学部精神神経科）

平成10年　日本医師会常任理事

平成16年　参議院議員（1期）

平成16年　産業医科大学非常勤講師（医学部精神医学）

平成26年　日本医師会総合政策研究機構　非常勤研究員

厚生労働省社会保障審議会障害者部会委員、中央社会保険医療協議会委員等を歴任

○著者紹介　**阿部康二**（あべ こうじ）

岡山大学大学院・医歯薬学総合研究科　脳神経内科学教授

（略歴）

昭和56年　東北大学医学部卒業

昭和62年　東北大学大学院修了（医学博士）

昭和63年　アメリカ合衆国ハーバード大学神経内科教室留学

平成元年　東北大学医学部助手に採用（留学中）

平成 2 年　アメリカ合衆国留学より帰国（助手）

平成 7 年　東北大学医学部附属病院講師

平成 8 年　東北大学医学部助教授

平成10年　岡山大学医学部教授

平成13年から現職

日本学術振興会科学研究費審査委員、日本医薬品機構新薬審査委員、山陽神経難病ネットワーク協議会会長、アジア脳血管・認知症学会理事長などを歴任

池田学（いけだ まなぶ）

大阪大学大学院　医学系研究科　精神医学教室教授

（略歴）

昭和57年　東京大学理学部生物学科人類学課程卒業

昭和63年　大阪大学医学部卒業

平成 6 年　兵庫県立高齢者脳機能研究センター研究員兼医長

平成 8 年　愛媛大学医学部精神科神経科助手

平成19年　熊本大学大学院生命科学研究部神経精神医学分野教授

平成28年から現職

日本老年精神医学会理事長、日本認知症学会副理事長、日本神経心理学会理事、日本高次脳機能障害学会理事、日本神経精神医学会理事、国際老年精神医学会理事などを歴任

浦上克哉（うらかみ かつや）

鳥取大学医学部　教授

（略歴）

昭和58年　鳥取大学医学部卒業

昭和63年　鳥取大学医学部大学院博士課程修了

平成元年　鳥取大学医学部脳神経内科・助手

平成 8 年　鳥取大学医学部脳神経内科・講師

平成13年　鳥取大学医学部保健学科生体制御学講座環境保健学分野・教授

平成17年　鳥取大学大学院医学系研究科保健学専攻医用検査学分野病態解析学・教授（併任）

平成28年　北翔大学・客員教授（併任）

日本認知症予防学会（理事長・専門医）、日本老年精神医学会（理事）、日本神経学会（専門医・指導医）、日本老年医学会（代議員・指導医）、日本認知症学会（代議員・専門医）などを歴任

江澤和彦（えざわ かずひこ）

医療法人博愛会・医療法人和香会・社会福祉法人優和会理事長
日本医師会常任理事

（略歴）
昭和63年　日本医科大学医学部卒業
平成 8 年　医療法人和香会（倉敷市）、医療法人博愛会（宇部市）理事長
平成 9 年　岡山大学大学院医学研究科卒業（医学博士取得）
平成14年　社会福祉法人優和会理事長
平成22年　岡山県医師会理事
平成30年　日本医師会常任理事
日本慢性期医療協会常任理事、日本介護医療院協会副会長、慢性期リハビリテーション協会副会長、日本医療法人協会理事、日本リハビリテーション病院・施設協会理事、全国老人保健施設協会常務理事、全国デイ・ケア協会理事などを歴任

瀬戸裕司（せと ゆうじ）

公益社団法人福岡県医師会専務理事・ゆう心と体のクリニック院長

（略歴）
昭和59年　名古屋保健衛生大学医学部卒業
昭和59年　藤田保健衛生大学病院勤務
昭和64年　医療法人 同仁会 乙金病院院長
平成13年　藤田保健衛生大学大学院研究科修了
平成15年　ゆう心と体のクリニック開業
公益社団法人福岡県介護支援専門員協会副会長、日本医師会介護保険委員会委員、日本医師会在宅医療連絡協議会委員、福岡県認知症施策推進委員会長、福岡県介護認定適正化委員会長を歴任

武田章敬（たけだ あきのり）

国立長寿医療研究センター　医療安全推進部長　もの忘れセンター副センター長

（略歴）
平成 元年　名古屋大学医学部卒業
平成 元年　名古屋掖済会病院勤務
平成 7 年　小山田記念温泉病院勤務
平成11年　名古屋大学医学部附属病院勤務
平成16年　国立長寿医療センター　第一アルツハイマー型認知症科医長
平成20年　厚生労働省老健局　認知症対策専門官
平成22年　国立長寿医療研究センター　脳機能診療部第二脳機能診療科医長
平成28年から現職
日本神経学会代議員、日本認知症学会代議員、日本老年医学会代議員、日本認知症ケア学会代議員を歴任

渡辺憲（わたなべ けん）

社会医療法人明和会医療福祉センター渡辺病院　理事長・院長
公益社団法人 鳥取県医師会 会長

（略歴）
昭和55年　東京大学医学部卒業
昭和55年　東京大学医学部附属病院
昭和56年　社会福祉法人 三井記念病院
昭和57年　東京大学医学部附属脳研究施設（臨床部門）
昭和58年　渡辺病院 院長
平成 6 年　鳥取大学医学部精神科 非常勤講師
平成24年　鳥取大学医学部地域医療学講座 臨床教授
平成30年　鳥取県医療審議会 会長
平成30年　日本医師会医療政策会議 委員
日本老年精神医学会評議員、日本認知症学会代議員などを歴任

かかりつけ医のための
認知症マニュアル（第2版）

平成27年3月31日　初版第1刷発行　　　　　　　　（定価は表紙に表示）
令和2年3月31日　2版第1刷発行

編　　　　横　倉　義　武
公 益 社 団 法 人 日 本 医 師 会

〒 113-8621　東京都文京区本駒込 2-28-16
事務局　保険医療部　介護保険課
TEL　03-3946-2121　FAX　03-3946-6295
http://www.med.or.jp

監　修　　西島　英利
著　　　　阿部　康二
　　　　　池田　学
　　　　　浦上　克哉
　　　　　江澤　和彦
　　　　　瀬戸　裕司
　　　　　武田　章敬
　　　　　渡辺　憲

発行者　鈴　木　俊　一

発行所　社　会　保　険　研　究　所
〒 101-8522　東京都千代田区内神田 2-15-9
The Kanda 282
TEL　03-3252-7901　FAX　03-3252-7977
http://www.shaho.co.jp/shaho/

印刷・製本／キタジマ　　　　　　乱丁・落丁本はおとりかえいたします。
ISBN978-4-7894-1827-0
160461
Ⓒ 日本医師会　2020　Printed in Japan